《补救性心理教育丛书》编委会名单

主　　编　　吴发科

编委成员　　（以姓氏笔画为序）

马　超　王　玲　刘学兰　刘志雅

许思安　李艳月　迟毓凯　陈彩琦

唐红波　黄喜珊

补救性心理教育丛书

焦虑症
的心理研究与矫治

JIAOLUZHENG
DE XINLI YANJIU YU JIAOZHI

主编◎ 刘志雅

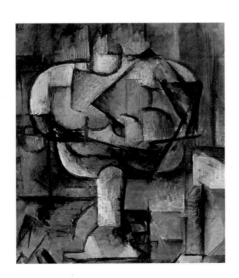

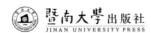

暨南大学出版社
JINAN UNIVERSITY PRESS

中国·广州

图书在版编目（CIP）数据

焦虑症的心理研究与矫治 / 刘志雅编著. —广州：暨南大学出版社，2012.7
（2019.7 重印）
（补救性心理教育丛书）
ISBN 978 - 7 - 5668 - 0262 - 0

I. ①焦… II. ①刘… III. ①焦虑—防治 IV. ①R749.7

中国版本图书馆 CIP 数据核字（2012）第 160064 号

焦虑症的心理研究与矫治
JIAOLVZHENG DE XINLI YANJIU YU JIAOZHI
编著者：刘志雅

出 版 人：徐义雄
责任编辑：张仲玲　林　蓉
责任校对：周明恩
责任印制：汤慧君　周一丹

出版发行：暨南大学出版社（510630）
电　　话：总编室（8620）85221601
　　　　　营销部（8620）85225284　85228291　85228292（邮购）
传　　真：（8620）85221583（办公室）　85223774（营销部）
网　　址：http：//www.jnupress.com
排　　版：广州市天河星辰文化发展部照排中心
印　　刷：湛江日报社印刷厂
开　　本：787mm×960mm　1/16
印　　张：10.25
字　　数：180 千
版　　次：2012 年 7 月第 1 版
印　　次：2019 年 7 月第 4 次
印　　数：6001—7000 册
定　　价：28.00 元

序

心理健康课上，我常常使用这样的两个问题作为开场白：假若您以来访者的身份做了一次心理咨询，您敢不敢告诉其他朋友您刚才做了心理咨询；假如您的爱人突然告诉您他（她）刚才去做了一次心理咨询，您会有一种什么样的感受呢？我发现，学生们回答的内容在几年间发生了很大的变化。以前，更多的是沉默；现在，更多的是从容，有了越来越多的肯定和积极的回答。这说明，人们对心理咨询的认识发生了显著的变化。

我甚至直接地提问，同学们需要心理咨询吗？越来越多的同学从容地回答"需要"，甚至还有一个同学说："心理咨询是现代人的生活，你没有做过心理咨询，说明你的生活还不够现代！"作为一个从事心理咨询十多年的工作者，听到这样鼓舞的话，我由衷感到高兴，因为我一直认为，每个人都需要心理咨询。有多少比例的人存在心理问题尚不清楚，但我认为，从人的发展的纵向来看，每个人的一生中，一定会有一段时间感到无法自我调整。在那爱与痛的边缘，您有幸挺过来了，但在未来的日子中，您仍然会那样幸运么？特别是在社会经济高速发展的今天，拥有一个健康的心理是多么的重要，同时又是多么的难得。遇到困难，特别是心理上的困难，寻求帮助也是一种积极的应对方式。在多元化的社会里，职业分工越来越精细，万事都自己扛，越来越不现实了。本书可作为心理健康爱好者自助或者研究的参考资料。

我还发现，每一位学生都有某些心里话，不愿意和父母、班主任以及同学讲，却很愿意和心理老师讲。心理老师的无条件的理解、无微不至的关怀打开了学生们的心窗。我还发现，学校心理咨询中，心理疾病占来访量不足20%，70%以上的咨询问题属于人生的发展问题，例如，如何提高学习效率，如何进行人际交往，如何认识自我，如何进行职业选择等。社会的心理咨询中，心理疾病占来访量同样不足20%，70%以上的咨询问题属于社会生活问题，例如，婚姻家庭、亲子、教育、职业发展和人际交往等。上述问题的解决，都需要自己在特定的情景中去努力思考，心理咨询提供了这样的机会或者氛围，帮助您获得理想的答案。因此，心理咨询能够帮助您更好地融入现代社会。本书结合部分典型个案，希望能注重来访者焦虑症的典型症状，也注重分析来访者的心理发展；既注重症状的控制，也注重发展性心理辅导，防患于未然。

学习心理学，不一定让您比别人更能够洞察他人的内心世界，但应该可以使您更系统地分析人的心理面貌。《普通心理学》告诉我们，人的心理有知、情、意、行和人格等方面内容，运用这些知识，您可以分析来访者的心理功能状态。认知上，观察来访者是否存在认知偏差或者非理性信念；情感上，是否长期处在焦虑、抑郁和恐惧负性情绪体验之中；意志行为上，自控和自理能力如何，是否存在着一些令人难以理解的行为；人格上，是否存在争强好胜、内向孤僻或者追求完美等人格特点。通过知、情、意、行、人格五个方面，咨询师系统地把握了来访者的心理功能状态，进而掌握了来访者的心理症状，为随后的诊断奠定了基础。不仅如此，还有利于对来访者心理问题的成因，特别是心理原因进行分析，进而为随后咨询方法的恰当使用奠定了基础。本书力图从心理学研究者的角度理解焦虑症的症状，分析其心理原因，侧重心理疗法，并结合部分典型个案分享咨询中的操作体验。

当代生活中，越来越多的人感到健康的重要性。什么是健康人？有人把人的健康比喻成原野中生长出来的一株三色花，它只有三瓣花瓣，红色、黄色和蓝色各一瓣。其中的红色花瓣代表您的生理健康，例如睡眠、饮食、躯体疾病、植物性神经功能、性功能等处于什么状态；黄色花瓣代表您的心理健康，例如知、情、意、行和人格等方面是否存在着前文所提示的症状；蓝色花瓣代表您的社会健康，例如学习、工作效率如何，能否从容地应对人际交往。所以，三方面健康了，您才是一个健康人。世界卫生组织（1946）从四个方面理解心理健康：第一，身体、智力、情绪的协调；第二，适应环境，人际交往顺畅；第三，有幸福感；第四，职业工作中，发挥能力，有生活效率。实质上就是指身体、心理以及人际关系等处于良好的状态。为此，本书在治疗方面提倡采用生理、心理和社会三方面综合治疗。生物相关疗法方面，主要介绍药物疗法，力图侧重讲述药理，并期望通过分析药理，提高患者的依从性。心理治疗方面，力图侧重认知行为疗法，并期望通过重塑来访者的认知，使其变得积极、理性和平衡。社会治疗方面，力图侧重家庭疗法，并期望通过构建社会支持，使来访者获得社会支持力量，例如来自家庭、单位、学校和朋友的力量。

烦躁、急促、莫名的紧张……这些情绪困扰着现代社会中的大部分人，特别是生活在大中城市的人，这几乎成为他们惯常的一种心理状态。中国经济社会高速发展了二三十年，是否以一代人的健康作为代价，将由历史去评价。然而，活在当下，我们更应该倍加关爱健康。就如同前文的例子，突然自己爱人告诉您刚刚去做了一次心理咨询，如果您感到安心和欣慰，您就具备了一位专业心理咨询师所要求具备的健康意识。

　　本书第一章由刘志雅编写；第二章第一节由何艳红编写；第二章第二节由黄艳利编写；第三章第一节由朱莹莹编写；第三章第二节由姚伟编写；第三章第三节由宋晓红编写；第四章第一、二节由赵丽晓编写；第四章第三、四节由陈露编写。

　　本书的编写参阅了专家和学者的大量文献，在此表示感谢，疏漏之处，恳请读者批评指正。

刘志雅

2012 年 3 月 3 日

目 录

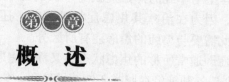

概　述

第一节　焦虑与焦虑症

　　最初主张把焦虑作为一个独立的概念进行解释的是弗洛伊德（Freud，1895），并主张焦虑和恐惧都是进行自我保护的重要情感反应。

　　美国精神病学协会（American Psychiatric Association，APA，1994）认为，焦虑是以生理上的躯体紧张症状和对未来的忧虑为主要特征的负面情绪状态；是正常人对未来事件无法预测结局时产生的一种情绪；通常是一种缺乏客观原因的期待性紧张不安和担忧，或者预感即将大祸临头又难以应付的不愉快情绪。如亲人没有像往常一样准时回家，又没有任何消息，家人为此感到紧张、担忧和期待，进而出现焦虑的情绪反应。事实上，适当的焦虑并不是一件坏事，它有助于人们应对不利的情况，是一种保护性的反应，具有适应的功能。但是，如果出现过度的焦虑，并且影响了学习、工作和交往等社会功能，则被称之为"病理性焦虑"（Pathological Anxiety Mood）。

　　与正常焦虑情绪的反应不同，病理性焦虑是一种无缘无故且没有明确对象和内容的焦急、紧张、恐惧；此外，病理性焦虑是指向未来的，似乎感觉某些威胁即将来临，但是病人自己又说不出究竟存在何种威胁或危险；再者，病理性焦虑持续时间较长，如不进行积极有效的治疗，几周、几月甚至数年迁延难愈；最后，焦虑症除了呈现持续性或发作性惊恐状态外，还会伴有多种躯体症状。简而言之，病理性焦虑是一种无根据的惊慌和紧张，心理上体验为泛化的、无固定目标的担心惊恐，生理上伴有警觉增高的躯体症状。患者为此坐立不安、搓手顿足、唉声叹气、双眉紧锁、极度痛苦，惶惶不可终日，似有大祸临头，即使多方劝解仍不能消除其焦虑情绪。

不仅是单纯的焦虑症才有这些症状，一些精神病症也可能产生焦虑症状，如精神分裂症、强迫症等。这类疾病出现焦虑症状只是其症状之一，在临床和精神病学上与单纯的焦虑症没有本质的区别，在治疗上也许比单纯的焦虑症要复杂，因为在治疗其焦虑症状的同时，还要治疗此类患者的其他症状，所以，在此需要与单纯的焦虑症有所区分。

焦虑症即通常所称的焦虑状态，又称为焦虑性神经官能症。DSM－Ⅲ－R（1987）则把各种神经症归类于情感性障碍、焦虑性障碍、人为性障碍、躯体性障碍和分离性障碍之中，不再强调使用"神经官能症"这个名称。《中国精神疾病分类与诊断标准（第2版）》（CCMD－2）（1989）把神经症分为神经衰弱、焦虑性神经症、强迫性神经症、恐怖性神经症、疑病性神经症、抑郁性神经症、癔症性神经症等。

焦虑症是一种具有持久性焦虑、恐惧、紧张情绪和植物神经活动障碍的脑机能失调，常伴有运动性不安和躯体不适感。发病于青壮年期，男女两性发病率无明显差异。

一、焦虑症的表现

（一）认知方面

感知觉上，模糊感、非真实感和过度警觉；健忘、思维自控减弱、注意力不容易集中、推理困难；认知歪曲、消极评价和恐怖表象。（Beck，1984）

（二）情绪方面

情绪上，焦虑、恐慌和紧张；感到最坏的事即将发生，缺乏安全感；整天提心吊胆，心烦意乱，对外界事物失去兴趣。严重时有恐惧情绪，对外界刺激易出现惊恐反应。

（三）行为方面

行为上，常坐卧不安、抑制、紧张性呆滞、回避、换气过度和语言不流畅等。

（四）生理方面

生理上，常伴有睡眠障碍和植物神经紊乱现象，如入睡困难、做噩梦、易惊醒、面色苍白或潮红、易出汗、四肢发麻、肌肉跳动、眩晕、心悸、胸部有紧压感或窒息感、食欲不振、口干、腹部发胀并有灼热感、便秘或腹泻、尿频、月经不调、性欲缺乏等。

（五）社会功能方面

社会功能明显受损，如学习或者工作效率下降，人际交往退缩，甚至学习、工作或者人际交往不能正常进行。

关于焦虑的发生，爱普斯坦（Epstein，1972）指出了焦虑产生的三种情况：第一，刺激过度，指刺激量超出生物体所能够承受的能力范围；第二，认知估计不当，对事件的预期和现实的结果不相吻合；第三，行为反应不当，行为上无法应对当前的事态，或者难以抉择。

拉扎勒斯和艾佛瑞尔（Lazarus & Averill，1972）提出了关于焦虑症产生的认知评价模型。

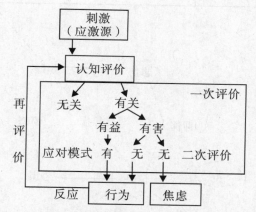

图 1 - 1 认知评价模型（Lazarus & Averill，1972）

拉扎勒斯和艾佛瑞尔认为，焦虑是个体对与自身相关的有害刺激无法应对而产生的一种反应，是经过认知评价（Cognitive Appraisal）后产生的结果。

二、焦虑症的类型

弗洛伊德（1895）首先主张把具有焦虑症状的病人独立开来，并分为一般性焦虑和神经症焦虑两类，前者指个体对外界危险不能适应时产生的焦虑，任何人都普遍存在；而后者指个体无法抑制内心的冲动，通过投射作用对预期的危险产生过度的焦虑反应，后者还包含了恐怖症。19世纪早期把恐怖症归为偏执狂，直至1972年，韦斯特法尔（Westphal）才再次把恐怖症和焦虑症结合起来。

事实上，焦虑和恐惧两种情绪状态难以明确区分，常常是密不可分的。通常认为，恐惧是一种对危险的即时的警戒反应，而焦虑是一种指向未来的心理状态，前者注重当时，后者注重未来；此外，焦虑的对象通常不明确，而恐惧的对象具有明确性。巴洛、布朗和克拉斯克（Barlow，Brown & Craske，1994）认为，恐惧是对当前危险的即时的情绪反应，其特征是强烈的逃避倾向，且常常伴有急性的自主神经兴奋。同时他们也指出，惊恐发作（Panic Attack），指的是一次突发的、不合时宜的高度恐惧体验，伴有心悸、胸痛、气短或晕厥等躯体症状。因此，焦虑、恐惧和惊恐三者的时间状态不同，焦虑指向未来，恐惧关注当前，而惊恐在时间上表现为无预感性。

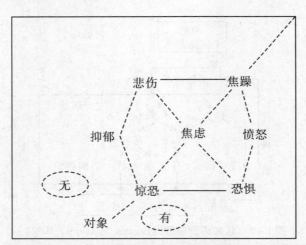

图1-2　以焦虑为中心的不愉快情感的相互关系（实线表示相互转换）

从图1-2看，多种负性情绪体验都和焦虑有关，其中，对象因素起了很大的作用。悲伤和抑郁是在没有对象的情况下产生的负性情绪体验，而愤怒和恐惧则是在有对象的情况下产生的负性情绪体验。

当前，美国《精神障碍诊断与统计手册（第4版）》（DSM-IV）、《国际疾病分类》（ICD-10）和《中国精神疾病分类与诊断标准（第3版）》（CC-MD-3）对焦虑症的划分及分类仍存在一些差异。国外两个标准主张在更广的范围分析焦虑问题，采用"焦虑障碍"这个术语，DSM－Ⅳ和ICD－10都把恐怖症归于焦虑障碍，ICD－10还把强迫障碍也归于焦虑障碍。我们沿用国内的标准（CCMD－3），采用"焦虑症"这个术语，把焦虑症分为惊恐障碍和广泛性焦虑两类，焦虑症、恐怖症、疑病症、强迫症同属于神经症。

广泛性焦虑症（Generalized Anxiety Disorder）指一种缺乏明确对象和具体内容的提心吊胆及以紧张不安为主的焦虑症，并伴有显著的植物神经症状、肌肉紧张及运动性不安。病人因难以忍受又无法解脱而感到痛苦。

惊恐障碍（Panic Disorder）是一种以反复的惊恐发作为主要原发症状的神经症。这种发作并不局限于任何特定的情境，具有不可预测性。惊恐发作为继发症状，可见于多种不同的精神障碍，如恐惧性神经症、抑郁症等，并应与某些躯体疾病鉴别，如癫痫、心脏病发作、内分泌失调等。

综上所述，正常人在面对困难或有危险的任务，预感将要发生不利的情况或危险发生时，会产生焦虑。焦虑是一种没有明确原因的、令人不愉快的紧张状态，这种焦虑通常并不构成疾病，是一种正常的心理状态。多数情况下，焦虑并不是坏事，适宜的焦虑往往能够促使你鼓起力量，去应付即将发生的危机，或者说焦虑是一种积极应激的本能。当焦虑的程度及持续时间超过一定的范围时才构成焦虑症状，甚至病理性的焦虑，这种状态对人的生活会起到相反的作用，妨碍人应付和处理面前的危机，甚至妨碍人的正常生活。

焦虑症状也见于情感性精神病、精神分裂症、强迫性神经症、癔症、器质性意识模糊状态、甲状腺机能亢进和更年期综合征等疾病中。因此，广义上的焦虑是一类障碍的总称，还包括强迫症、恐怖症、惊恐症、创伤后障碍等，称之为焦虑障碍。这里所说的焦虑症是狭义的，是根据CCMD－3中神经症范畴内的焦虑性神经症，包括广泛性焦虑症和惊恐障碍，前者是一种慢性的焦虑症，后者是一种急性的焦虑症。然而，要了解焦虑症的含义，仍然有必要对广义上的焦虑障碍进行了解。

第二节　焦虑障碍

国内CCMD－3（2001）提出的焦虑性神经症的概念，包括惊恐障碍和广泛性焦虑障碍（GAD），这是狭义的焦虑障碍。在国际上，ICD－10（1992）提出焦虑障碍属于神经症性障碍的范畴，包括恐怖性焦虑障碍和其他焦虑障碍，前者分为广场恐怖、社交恐怖、特定（孤立）的恐怖，后者又分为惊恐障碍、广泛性焦虑障碍、混合性焦虑抑郁障碍。而美国的 DSM - Ⅳ（1994）抛弃了神经症这一概念，扩大了焦虑障碍的范畴，除恐怖障碍、惊恐障碍、广泛性焦虑障碍外，还把强迫障碍（OCD）、创伤后应激障碍（PTSD）、急性应激障碍纳入焦虑障碍的范畴，这是广义的焦虑障碍的范畴。

在精神科临床中，受美国的 DSM - Ⅳ 影响，焦虑障碍被看做是一类精神障碍的总称，不仅包括焦虑症，还包括强迫症、恐怖症、惊恐障碍、社交焦虑障碍、创伤后应激障碍等。

表 1 - 1　三种标准下焦虑障碍的分类

CCMD - 3	ICD - 10	DSM - Ⅳ
焦虑性神经症 　惊恐障碍 　广泛性焦虑	焦虑障碍 　恐怖性焦虑障碍 　　广场恐怖 　　特定恐怖 　　社交恐怖 　　其他恐怖 　其他焦虑障碍 　　惊恐障碍 　　广泛性焦虑 　　混合性焦虑抑郁障碍	焦虑障碍 　惊恐发作 　广场恐怖症 　特定恐怖症 　社交恐怖（焦虑）症 　强迫症 　创伤后应激障碍 　急性应激障碍 　广泛焦虑障碍 　躯体疾病所致焦虑障碍 　物质所致焦虑障碍 　其他焦虑障碍 　焦虑抑郁混合障碍

凯斯勒等（Kessler et al., 1994）比较了 8 098 位 15～54 岁的美国社区的居民中各类焦虑障碍在 12 个月和终身的患病率，如图 1 - 3 所示。我国焦虑症的患病率为 1.48‰，男性少于女性，男女比例约为 1∶2（资料来源于 1982 年全国 12 地区精神疾病流调）。新近的资料显示，我国焦虑障碍患病率超过 5%。

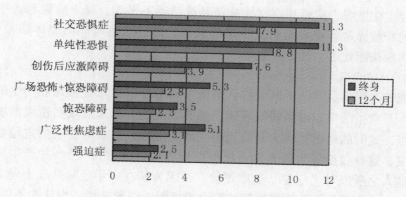

图 1 - 3　各类焦虑障碍 12 个月和终身患病率

第三节　焦虑相关研究

一、病因

焦虑症的病因未明，不同学派有不同解释，其中不少理论不是相互冲突而是互为补充的。

弗洛伊德认为，焦虑是一种生理的紧张状态，起源于未获得解决的无意识冲突，自我不能运用有效的防御机制，便会导致病理性焦虑。贝克（Beck，2005）的认知理论则认为焦虑是面临危险的一种反应，信息加工的持久歪曲导致对危险的误解和焦虑体验，焦虑患者还感到无力对付威胁，对环境不能控制是使焦虑持续下去的重要因素。巴洛（Barlow，2000）把焦虑与恐惧区别开来，认为广泛性焦虑障碍的特征在于对失去控制的感受而不是对威胁的恐惧。行为主义理论则认为焦虑是恐惧某些环境刺激形成的条件反射。

当前，较多的人对焦虑症的病因从生理、心理和社会三个角度进行综合分析，即焦虑症的产生存在生理、心理和社会三个方面的原因。

1. 生理原因

遗传因素在焦虑症的发生中起着重要作用，血缘亲属中的同病率为 15%，远高于正常居民；双卵双生子的同病率为 2.5%，而单卵双生子为 50%。有人认为焦虑症是环境因素与易感素质共同作用的结果，易感素质是由遗传决定的。从发育和年龄因素上看，青春期和更年期的人也容易产生焦虑症状。

从神经生化上看，交感和副交感神经系统活动不平衡，肾上腺素和去甲肾上腺素的释放异常等也容易引发焦虑症状。焦虑症状还可能由躯体因素引发，如甲状腺机能亢进、肾上腺肿瘤等。

2. 心理原因

成长过程中负性经历导致的认知偏差和不合理信念是焦虑症产生的认知因素。日常生活中，很多情境客观上是有危险的，如果对现实情境的威胁评价恰当，这时的焦虑被认为是恰当的。而焦虑病人通常对情境的危险状况评价过度，这种过度评价能自动、反射性地激活"焦虑情境"，并产生焦虑症状。病人之所以对"危险"过度评价，是因为其在多年经验基础上建立起来的认知方式，即潜在的功能失调性假设或规则。一般来说，当认知不协调时，人们对待这种不协调的常见办法是竭力解释，以便在两种矛盾事物之间取得某种协调。焦虑病人的认知图式和结构具有一定特点，使他们倾向于对通常情境作威胁性或灾难性的解释。他们或者缺乏自信，认为自己无能；或者期望过高，以致实际情况常常和他们的期望不一致。此时，如果他们又没有积极的应对方法，就将产生焦虑意识。

情绪情感方面，心理发育过程中的持久的负性情绪体验可能是焦虑症产生的情绪因素。此外，早年行为模式上缺乏解决问题的策略技巧可能是焦虑症产生的行为因素。人格因素方面，自卑、胆小怕事和谨小慎微的人格特质，会使得对轻微挫折或身体不适容易紧张，进而产生焦虑或情绪波动。

3. 社会因素

在发生应激事件的情况下，更有可能出现焦虑症状。工作、学习和交往等社会活动中的重大事件都是产生焦虑症的社会原因。

二、焦虑症的神经生物学研究

关于发病机理，不同学派也有不同说法。有的学者强调杏仁核和下丘脑等情绪中枢与焦虑症的联系，发现边缘系统和新皮质中苯二氮䓬受体是焦虑的情绪中枢，提出焦虑症的"中枢说"。也有人根据 β - 肾上腺素能阻断剂能有效地改善躯体症状、缓解焦虑，提出焦虑症的"周围说"。心理分析学派认为焦虑症是由于过度的内心冲突对自我威胁的结果。基于学习理论的学者认为焦虑是一种习惯性行为，由于导致焦虑刺激和中性刺激间的条件性联系使条件刺激泛化，形成广泛的焦虑。

袁勇贵等（2000，2001，2002）对焦虑症的病理进行了分析，认为遗传素质是焦虑症产生的重要心理和生理基础，一旦产生较强的焦虑反应，通过环境的强化或自我强化，就会形成焦虑症。斯莱特（Slater）的研究发现，单卵双生子共同出现焦虑症状者为 65%，双卵双生子为 13%；单卵双生子同患焦虑症的一致率为 50%，双卵双生子的同病一致率为 5%。希特曼等（Hettema et al.，2001）研究了 1 033 对女性双生子，认为焦虑障碍有明显的遗传倾向，其遗传度约为 30%，且认为这不是家庭和环境因素的影响。维斯曼等（Weissman et al.，1996）比较研究了 3 组先证者，即单纯惊恐障碍（PD）、单纯抑郁症以及同时患有两种疾病的家系，发现 PD 先证者的一级亲属中 PD 的患病危险高 20 倍，但是抑郁症的患病危险几乎没有增加。抑郁症先证者的亲属中 PD 患病危险增加 3 倍，而抑郁症的患病危险增加 6 倍。患有两种疾病先证者的亲属中两种疾病的患病危险都上升。斯克等（Skre et al.）观察了 20 对单卵双生子和 29 对双卵双生子广泛性焦虑障碍（GAD）患者，结果发现 GAD 与具有情感家族史先证者的同胞有着相同的遗传特性。

前人的研究也表明，惊恐障碍与 γ - 氨基丁酸 A 型（GABAA）、5 - 羟色胺 1D（5 - HT1D）、多巴胺 D4（D4）、烟碱型乙酰胆碱（CHRNA4）受体基因及胆囊收缩素 B 亚型（CCKB）基因有显著的关系。罗星光，江开达（1999）对惊恐障碍的分子遗传学进行了研究，指出了 D4 受体基因一个 21bp 缺失变异可能参与了 PD 的发生。

袁勇贵等（2001）指出，焦虑症患者有 NE（去甲肾上腺素）能活动的增加，如 PD 患者脑脊液中 NE 的代谢产物 3 - 甲氧基 - 4 羟基苯乙二醇（MHPG）增加，尿中 MHPG 比对照组高；GAD 患者注射可乐定后，生长激素（GH）分泌反应迟钝，故有研究者认为可能与 a2 - 肾上腺素受体敏感性不足有关。某些可以降低 NE 能活动的药物如可乐定（氯压定），也有减轻焦虑的作用。

目前不少临床药理的实践表明，焦虑障碍的发生可能与 5 - HT 功能增强有关。丙咪嗪主要影响 5 - HT 能系统和 NE 能递质系统，达到治疗焦虑障碍的效果；氯丙咪嗪、氟西汀、氟伏草胺等主要影响 5 - HT 能神经递质系统，对焦虑障碍均有较好效果，而麦普替林为一种选择性的 NE 再摄取抑制剂，对焦虑障碍疗效相对较差；丁螺环酮对治疗 GAD 有效，可能是由于作用于海马的 5 - HTIA 受体使 5 - HTIA 功能下调而产生抗焦虑作用。有研究发现，氯氮䓬能抑制中缝背核的放电，氯硝西泮能抑制 5 - HT 神经元的放电，两者均能减少 5 - HT 的转换与释放，这些抗焦虑药物从另一个侧面表明了 5 - HT 在焦虑症发生中的作用。相反，促进 5 - HT 释放的物质如芬氟拉明，能加剧或诱发焦虑症状和惊恐发作；5－HT 系统损害或 5－HT 合成受阻在动物模型上起到抗焦虑的作用，也支持焦虑症 5－HT 能亢进。

此前，对于强迫症的研究多集中在 5－HT 上。冯国平在 2007 年《自然》上提出神经回路假设，指出"皮质—纹状体—丘脑—皮质回路"出现信息传导不畅是产生焦虑、强迫的病理原因。研究人员培养了一种缺失一个特殊基因的小鼠，并且发现一个与 OCD 有关的大脑环路中出现缺陷。和人类 OCD 患者情况相似，这些小鼠出现强迫性自我修饰（Compulsive Grooming）症状——反复抓自己的脸（小鼠通过抓摸来"洗脸"），直到毛皮破损，甚至流血还无法停止，同时还会焦躁不安。当将这种丢失的基因重新插回该环路时，小鼠的行为和缺陷有了很大的转变。这种特殊的基因叫做 SAPAP3，该基因编码是一种能够帮助脑细胞通过谷氨酸化学信使系统进行交流的蛋白质。SAPAP3 是 SAPAP 家族蛋白质中唯一在纹状体中"任职"的一位。它缺位时，一些信息传导会出现"一边倒"。比如，正常情况下，小鼠感觉脸脏了，抓几下就会感到干净了，但没有 SAPAP3 时，"脸干净"的信息怎么也传不回大脑，于是小鼠就会不停地重复这个动作，无法停止。科研小组用基因治疗的方法，让这种蛋白重新回到纹状体中，小鼠马上就停止了抓脸，焦虑症状也减轻了。

有研究发现，苯二氮䓬受体和 GABA 受体、氯离子通道一起组成了一个超分子复合体，哺乳动物体内还存在内源性苯二氮䓬配体，如次黄嘌呤核苷。而焦虑症可能是由于苯二氮䓬受体功能不足或缺乏这种内源性配体所致。

皮特斯和麦克卢尔（Pitts & McClure，1967）给焦虑症患者注射乳酸钠溶液，结果全部患者出现急性焦虑发作，而正常对照组仅 20% 出现焦虑症状。乳酸盐的致焦虑作用已在制造焦虑症模型及检验抗焦虑药物的疗效中得到应用。

金卫东，姚升（1997）从神经免疫学角度分析了焦虑障碍。Yeragatli 等对 59 例符合 DSM－Ⅲ－R 惊恐发作诊断标准的患者的免疫功能进行了研究并与正常组 30 例对照，结果发现：惊恐发作者的总白细胞计数显著高于正常对照组；淋巴细胞显著低于正常对照组；免疫球蛋白 IgA 显著高于正常对照组，而 IgG 和 IgE 与正常对照组无显著性差异。汤加等（Tongo et al.）对 25 例 PD 患者进行了淋巴细胞亚群的研究并与性别、年龄相匹配的正常对照组相比较，发现患者组 CD3、CD4 及 CD8 与正常对照组无显著性差异。这说明 PD 患者具有选择性免疫功能改变。

袁勇贵等（2001）还指出，GAD 的 DST 阳性率达 27% ~38%，且脱抑制的 GAD 病人并不同时存在抑郁症。另有人发现，患者可乐定所致皮质醇分泌减少的比例明显比对照组大，在用氟西汀治疗后尽管临床症状有好转，但这种反应却不能正常化。姆杰克等（Munjack et al.，1993）对52例GAD及41例PD与14例对照组的血清总甲状腺素、游离甲状腺素指数、三碘甲状腺原氨酸和促甲状腺素作了比较，结果显示各组间无差异。唐瑟尔等（Tancer et al.，1993）研究了KL患者NR对S6R的反应，和正常对照组之间无差异。科恩等（Cohn et al.）的研究表明，用丁螺环酮治疗GAD，当显示出抗焦虑效果时，血浆PRL、GH、皮质醇水平无显著改变。但在PD患者中，GH对a2肾上腺素拮抗剂可乐定反应迟钝。另外GH对可乐定的分泌反应减弱可以见于GAD、抑郁症、社交恐怖。近来研究显示，不管是人类还是动物，阿普唑仑可以引起GH分泌增加，所以用阿普唑仑治疗后GH反应恢复正常。布拉德温等（Bradwejn et al.，1998）将有过惊恐发作史的患者与正常人作了比较，发现使用25ug CCK4（胆囊收缩素系统）时，前者的惊恐发生率为91%，后者为17%；使用50μg CCK4时，前者的惊恐发生率为100%，后者为47%。这表明CCK是人类正常焦虑反应的调节剂和中介者，与PD、GAD等病理性焦虑状态有关。另外，近来研究还发现心钠素（ANF）、神经活性类固醇、神经肽Y（NPY）在焦虑障碍的发病中起着一定的作用。

袁勇贵（2001）和张亚林（2000）指出，焦虑症还存在神经电生理和神经影像学机理。睡眠脑电图研究发现，GAD患者第Ⅰ、Ⅱ时相中睡眠延长，REM睡眠减少。脑电图研究发现，GAD患者β活动增加，a活动减少。有学者应用fMRI发现PD患者的颞叶尤其是海马存在结构上的改变；应用PET发现PD患者有脑血流失调、脑血管收缩，发现GAD患者基底节和脑白质代谢率降低；GAD患者存在额叶和颞叶功能下降，且与病情严重程度相关。

第四节　焦虑症的识别和诊断

一、焦虑症的识别

焦虑症是一种比较常见的心理障碍，女性的发病率比男性要高。流行病学研究表明，城市人口中大约有4.1%～6.6%的人在他们的一生中会患焦虑症。

个体如果出现以下生理症状，应该引起警觉，例如，头晕头痛、记忆减退、脉搏加快、手掌冒汗、腰酸背痛、颤抖、情绪过度紧张、失眠、直肠出

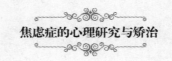

血、荨麻疹等。

焦虑症的主要症状是病人会不明原因地感到忧心忡忡，甚至坐立不安。比如，他们会成天为家里的经济情况而担忧，即使他们的经济状况很好；或者他们会成天为自己孩子的安全担心，生怕他在学校里出什么意外；更多的时候即使他们自己认为某件事没有必要担心，但仍然为此感到焦虑。如果同时伴有以下躯体症状，更让他们感到忧虑。例如，身体紧张、自主神经系统反应性过强、对未来莫名的担心、过分机警。这些症状可以单独出现，也可以一起出现。

身体紧张：焦虑症患者常常觉得自己不能放松，全身紧张。具体表现为面部绷紧、眉头紧皱、表情紧张、唉声叹气。

自主神经系统反应性过强：焦虑症患者的交感和副交感神经系统常常超负荷工作。患者会有出汗、晕眩、呼吸急促、心跳过快、身体发冷发热、手脚冰凉或发热、胃部难受、大小便过频、喉头有阻塞感等症状。

对未来莫名的担心：焦虑症患者总是为未来担心。他们担心自己的亲人、自己的财产、自己的健康。

过分机警：焦虑症患者每时每刻都像一个放哨站岗的士兵，对周围环境的每个细微动静都充满警惕。由于他们无时无刻不处在警惕状态，这影响了他们的正常工作，甚至影响他们的睡眠。

焦虑症不但严重危害身心健康，而且必然会出现注意力无法集中、精力减退、思维混乱、理不出头绪、静不下心等状况，造成工作效率明显下降。严重的还可能出现身体不适，例如，手脚出汗、胸闷、尿频等。

焦虑症还可能影响免疫系统的功能。焦虑症会引起植物神经系统紊乱，进而影响免疫系统的功能，从而出现各种身体疾病。例如，慢性咽喉炎、口腔溃疡、肠易激综合征、结肠炎、慢性胃炎、神经性头痛、性功能障碍、易感冒等。

二、焦虑症的评估工具

（一）90 项症状清单（SCL–90）

90 项症状清单（Symptom Check List–90，SCL–90），又名症状自评量表（Self Reporting Inventory），是对求助者进行心理健康状况鉴别及团体心理卫生普查时实用的简便而有价值的量表。SCL–90 共计 90 题，从感觉、思维、情绪、意识、行为直至生活习惯、人际关系、饮食睡眠等各方面均有所涉及，该量表被广泛地应用于心理辅导实践中。

SCL-90 症状自评量表

下表列出了有些人可能会有的问题，请仔细阅读每一条，然后根据最近一周的实际感觉，选择最符合您的一种情况，填在后面的评分栏中。其中"没有"是指自觉并无该项症状（问题），记 1 分；"较轻"是指自觉有该项症状，但对你并无实际影响或影响轻微，记 2 分；"中度"是指自觉有该项症状，对你有一定的影响，记 3 分；"相当重"是指自觉常有该项症状，对你有相当程度的影响，记 4 分；"严重"是指自觉该症状的频度和强度都十分严重，对你的影响严重，记 5 分。

症状	没有	较轻	中度	相当重	严重
1. 头痛					
2. 神经过敏，心中不踏实					
3. 头脑中有不必要的想法或字句盘旋					
4. 头晕或晕倒					
5. 对异性的兴趣减退					
6. 对旁人求全责备					
7. 感到别人能控制您的思想					
8. 责怪别人制造麻烦					
9. 忘性大					
10. 担心自己的衣饰整齐及仪态的端正					
11. 容易烦恼和激动					
12. 胸痛					
13. 害怕空旷的场所或街道					
14. 感到自己的精力下降，活动减慢					
15. 想结束自己的生命					
16. 听到旁人听不到的声音					
17. 发抖					
18. 感到大多数人都不可信任					

（续上表）

症状	没有	较轻	中度	相当重	严重
19. 胃口不好					
20. 容易哭泣					
21. 同异性相处时，感到害羞不自在					
22. 感到受骗、中了圈套或有人想抓住您					
23. 无缘无故地突然感到害怕					
24. 自己不能控制地大发脾气					
25. 害怕单独出门					
26. 经常责怪自己					
27. 腰痛					
28. 感到难以完成任务					
29. 感到孤独					
30. 感到苦闷					
31. 过分担忧					
32. 对事物不感兴趣					
33. 感到害怕					
34. 您的感情容易受到伤害					
35. 旁人能知道您的私下想法					
36. 感到别人不理解您、不同情您					
37. 感到人们对您不友好、不喜欢您					
38. 做事必须做得很慢以保证做得正确					
39. 心跳得很厉害					
40. 恶心或胃部不舒服					
41. 感到比不上他人					
42. 肌肉酸痛					
43. 感到有人在监视您、谈论您					
44. 难以入睡					
45. 做事必须反复检查					
46. 难以作出决定					

（续上表）

症状	没有	较轻	中度	相当重	严重
47. 怕乘电车、公共汽车、地铁或火车					
48. 呼吸有困难					
49. 一阵阵发冷或发热					
50. 因为感到害怕而避开某些东西、场合或活动					
51. 脑子变空了					
52. 身体发麻或刺痛					
53. 喉咙有梗塞感					
54. 感到没有前途没有希望					
55. 不能集中注意力					
56. 感到身体的某一部分软弱无力					
57. 感到紧张或容易紧张					
58. 感到手或脚发重					
59. 想到死亡的事					
60. 吃得太多					
61. 当别人看着您或谈论您时感到不自在					
62. 有一些不属于您自己的想法					
63. 有想打人或伤害他人的冲动					
64. 醒得太早					
65. 必须反复洗手、点数目或触摸某些东西					
66. 睡得不稳不深					
67. 有想摔坏或破坏东西的冲动					
68. 有一些别人没有的想法或念头					
69. 感到对别人神经过敏					
70. 在商店或电影院等人多的地方感到不自在					
71. 感到任何事情都很困难					
72. 一阵阵恐惧或惊恐					
73. 感到在公共场合吃东西很不舒服					
74. 常与人争论					

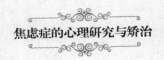

（续上表）

症状	没有	较轻	中度	相当重	严重
75. 独自一人时神经很紧张					
76. 别人对您的成绩没有作出恰当的评价					
77. 即使和别人在一起也感到孤单					
78. 感到坐立不安、心神不定					
79. 感到自己没有什么价值					
80. 感到熟悉的东西变得陌生或不像是真的					
81. 大叫或摔东西					
82. 害怕会在公共场合晕倒					
83. 感到别人想占您的便宜					
84. 为一些有关"性"的想法而很苦恼					
85. 您认为应该因为自己的过错而受到惩罚					
86. 感到要赶快把事情做完					
87. 感到自己的身体有严重问题					
88. 从未感到和其他人很亲近					
89. 感到自己有罪					
90. 感到自己的脑子有毛病					

注意：这里所指的"影响"，既包括症状所致的痛苦和烦恼，也包括症状造成的心理社会功能损害。

SCL-90 测验答卷纸

F1 项目	F1 评分	F2 项目	F2 评分	F3 项目	F3 评分	F4 项目	F4 评分	F5 项目	F5 评分	F6 项目	F6 评分	F7 项目	F7 评分	F8 项目	F8 评分	F9 项目	F9 评分	F10 项目	F10 评分	因素项	粗分/项目数	T分
1		3		6		5		2		11		13		8		7		19		F1	/12	
4		9		21		14		17		24		25		18		16		44		E2	/10	
12		10		34		15		23		63		47		43		35		59		F3	/9	
27		28		36		20		33		67		50		68		62		60		F4	/13	
40		38		37		22		39		74		70		76		77		64		F5	/10	
42		45		41		26		57		81		75		83		84		66		F6	/6	
48		46		61		29		72				82				85		89		F7	/7	
49		51		69		30		78								87				F8	/6	
52		55		73		31		80								88				F9	/10	
53		65				32		86								90				F10	/7	
56						54																
58						71																
						79																
合计		合计		合计		合计		合计		合计		合计		合计		合计		合计				

表中的 F1、F2、……分别表示因子 1（即躯体化）、因子 2（强迫）……为的是避免被试的敏感。此外，T 分为标准分，计算方法为某因子的合计分除以某因子的项目数即为某因子分。如：故对项合计分为 6，项目数为 6，则因子分为 1。

计分：SCL-90 的统计指标主要有以下各项，最常用的是总分与因子分。

1. 单项分：90 个项目的个别评分值。

2. 总分：90 个单项分相加之和。

3. 总均分：总分/90。

4. 阳性项目数：单项分≥2 的项目数，表示病人在多少项目中呈现"有症状"。

5. 阴性项目数：单项分=1 的项目数，即"90-阳性项目数"，表示病人"无症状"的项目有多少。

6. 阳性症状均分：阳性项目总分/阳性项目数，另一计算方法为（总分-阴性项目数总分）/阳性项目数。表示病人在阳性项目，即"有症状"项目中的平均得分，反映该病人自我感觉不佳的项目，其严重程度究竟介于哪个范围。

7. 因分子：共包括 9 个因子，因子名称及其所包含的项目为：

（1）躯体化：包括 1、4、12、27、40、42、48、49、52、53、56 和 58，共 12 项，该因子主要反映主观的身体不适感。

（2）强迫症状：3、9、10、28、38、45、46、51、55 和 65，共 10 项，反映临床上的强迫症状群。

（3）人际关系敏感：包括 6、21、34、36、37、41、61、69 和 73，共 9 项。主要指某些个人的不自在感和自卑感，尤其是在与其他人相比较时更突出。

（4）抑郁：包括 5、14、15、20、22、26、29、30、31、32、54、71 和 79，共 13 项，反映在临床上与抑郁症状群相联系的广泛概念。

（5）焦虑：包括 2、17、23、33、39、57、72、78、80 和 86，共 10 个项目，指在临床上明显与焦虑症状群相联系的精神症状及体验。

（6）敌对：包括 11、24、63、67、74 和 81，共 6 项，主要从思维、情感及行为三方面来反映病人的敌对表现。

（7）恐怖：包括 13、25、47、50、70、75 和 82，共 7 项，它与传统的恐怖状态或广场恐怖所反映的内容基本一致。

（8）偏执：包括 8、18、43、68、76 和 83，共 6 项，主要是指猜疑和关系妄想等。

（9）精神病性：包括 7、16、35、62、77、84、85、87、88 和 90，共 10 项，包括幻听、思维播散、被洞悉感等反映精神分裂样症状项目。

19、44、59、60、64、66 及 89 共 7 个项目，未能归入上述因子，它们主要反映睡眠及饮食情况。我们在有些资料分析中，将之归为因子 10"其他"。

（二）焦虑自评量表（SAS）

焦虑自评量表（SAS）由 W. K. Zung 于 1971 年编制。本量表含有 20 个反映焦虑主观感受的项目，每个项目按症状出现的频度进行四级评分，其中 15 个为正向评分，5 个为反向评分。

Zung 焦虑自评量表（SAS）

填表注意事项：下面有 20 条文字表述，请仔细阅读每一条并理解它的意思，然后根据您最近一周的实际情况在适当的方格里面画"√"。每一条文字后面有 4 个格，分别表示：没有或很少时间有、少部分时间有、相当多时间有、绝大部分或全部时间有。

题目　　　　　选项	没有或很少时间有（1分）	少部分时间有（2分）	相当多时间有（3分）	绝大部分或全部时间有（4分）		工作人员评定
1. 我觉得比平常容易紧张和着急	☐	☐	☐	☐	1	☐
2. 我无缘无故地感到害怕	☐	☐	☐	☐	2	☐
3. 我容易心里烦乱或觉得惊恐	☐	☐	☐	☐	3	☐
4. 我觉得我可能将要发疯	☐	☐	☐	☐	4	☐
*5. 我觉得一切都很好，也不会发生什么不幸	☐	☐	☐	☐	5	☐
6. 我手脚发抖打战	☐	☐	☐	☐	6	☐
7. 我因为头痛、头颈痛和背痛而苦恼	☐	☐	☐	☐	7	☐
8. 我感觉容易衰弱和疲乏	☐	☐	☐	☐	8	☐
*9. 我觉得心平气和，并且容易安静坐着	☐	☐	☐	☐	9	☐
10. 我觉得心跳得很快	☐	☐	☐	☐	10	☐
11. 我因为一阵阵头晕而苦恼	☐	☐	☐	☐	11	☐
12. 我有晕倒发作，或觉得要晕倒似的	☐	☐	☐	☐	12	☐
*13. 我吸气呼气都感到很容易	☐	☐	☐	☐	13	☐
14. 我的手脚麻木和刺痛	☐	☐	☐	☐	14	☐
15. 我因为胃痛和消化不良而苦恼	☐	☐	☐	☐	15	☐
16. 我常常要小便	☐	☐	☐	☐	16	☐
*17. 我的手是干燥温暖的	☐	☐	☐	☐	17	☐
18. 我脸红发热	☐	☐	☐	☐	18	☐
*19. 我容易入睡，并且睡得很好	☐	☐	☐	☐	19	☐
20. 我做噩梦	☐	☐	☐	☐	20	☐

* 为反向评分　　　　　　　总粗分☐☐　　　　标准分☐☐

20 个项目得分相加即得到粗分，经过公式换算，即用粗分乘以 1.25 以后取整数部分，就得到标准分。SAS 标准分的分界值为 50 分，其中 50～59 分为轻度焦虑，60～69 分为中度焦虑，69 分以上为重度焦虑。

（三）汉密尔顿焦虑量表（HAMA）

汉密尔顿焦虑量表（Hamilton Anxiety Scale，HAMA）由汉密尔顿（Hamilton）于 1959 年编制。它是精神科临床中常用的量表之一，包括 14 个项目。HAMA 属于他评量表，常用于评估康复状况。评定在入组时或入组前一周的情况，然后在干预 2～6 周后再次评定，以比较焦虑症状严重程度和症状谱的变化。

汉密尔顿焦虑量表（HAMA）

	无症状	轻微	中等	较重	严重
1. 焦虑心境	0	1	2	3	4
2. 紧张	0	1	2	3	4
3. 害怕	0	1	2	3	4
4. 失眠	0	1	2	3	4
5. 记忆或注意力障碍	0	1	2	3	4
6. 抑郁心境	0	1	2	3	4
7. 肌肉系统症状	0	1	2	3	4
8. 感觉系统症状	0	1	2	3	4
9. 心血管系统症状	0	1	2	3	4
10. 呼吸系统症状	0	1	2	3	4
11. 胃肠消化道症状	0	1	2	3	4
12. 生殖泌尿系统症状	0	1	2	3	4
13. 植物神经系统症状	0	1	2	3	4
14. 会谈时行为表现	0	1	2	3	4
总分合计					

采用 0～4 分的 5 级评分法，各级的标准为：0—无症状；1—轻微；2—中等；3—较重；4—严重。

1. 焦虑心境：担心、担忧，感到有最坏的事情将要发生，容易激惹。

2. 紧张：紧张感、易疲劳、不能放松、易哭、颤抖、感到不安。

3. 害怕：害怕黑暗、陌生人、一人独处、动物、乘车或旅行及人多的场合。

4. 失眠：难以入睡、易醒、睡得不深、多梦、梦魇、夜惊、醒后感到疲倦。

5. 认知功能：又称记忆力、注意力障碍，注意力不能集中，记忆力差。

6. 抑郁心境：丧失兴趣、对以往爱好的事缺乏快感、忧郁、早醒、昼重夜轻。

7. 肌肉系统症状：肌肉酸痛、活动不灵活、肌肉抽动、肢体抽动、牙齿打战、声音发抖。

8. 感觉系统症状：视物模糊、发冷发热、软弱无力、浑身刺痛。

9. 心血管系统症状：心动过速、心悸、胸痛、血管跳动感、昏倒感、心博脱漏。

10. 呼吸系统症状：胸闷、窒息感、叹息、呼吸困难。

11. 胃肠消化道症状：吞咽困难、嗳气、消化不良（进食后腹痛、胃部烧灼痛、腹胀、恶心、胃部饱感）、肠鸣、腹泻、体重减轻、便秘。

12. 生殖泌尿系统症状：尿意频发、尿急、停经、性冷淡、过早射精、勃起不能、阳痿。

13. 植物神经系统症状：口干、潮红、苍白、易出汗、易起"鸡皮疙瘩"、紧张性头痛、毛发竖起。

14. 会谈时行为表现：①一般表现：紧张、不能松弛、忐忑不安、咬手指、紧紧握拳、摸弄手帕、面肌抽动、不停顿足、手发抖、皱眉、表情僵硬、肌张力高、叹息样呼吸、面色苍白；②生理表现：吞咽、打嗝、安静时心率快、呼吸快（20 次/分钟以上）、腱反射亢进、震颤、瞳孔放大、眼睑跳动、易出汗、眼球突出。

【结果分析】

1. 总分：按照全国量表协作组提供的资料，总分超过29分，可能有严重焦虑；超过21分，肯定有明显焦虑；超过14分，肯定有焦虑；超过7分，可能有焦虑；小于6分，没有焦虑症状。HAMA 的 14 项分界值为 14 分。

2. 因子分析：HAMA 仅分为躯体性和精神性两大类因子结构。躯体性焦虑：由⑦躯体性焦虑：肌肉系统；⑧躯体性焦虑：感觉系统；⑨心血管系统症状；⑩呼吸系统症状；⑪胃肠消化道症状；⑫生殖泌尿系统症状；⑬植物神经系统症状等 7 项组成。通过因子分析，不仅可以具体反映病人的精神病理学特点，也可反映靶症状群的治疗结果。

【注意事项】

1. 该量表主要用于评定神经症及其他病人的焦虑症状的严重程度，不宜用于估计各种精神病的焦虑状态。对于焦虑症与抑郁症也不能很好地进行鉴别。

2. 除第14项必须结合观察评分外，其余项目全依据来访者的主观感受和诉说进行评分。经过训练的评定员，评定一次需要15~30分钟。

3. 对具有诊断意义的广泛性焦虑症状——担心、害怕的评价不足，而对自主神经唤醒症状关注较多。不适合作为焦虑障碍的筛查和诊断工具。

4. 由于 HAMA 缺乏详尽的操作性强的评分标准，不同的单位或专业人员在评分上会有所不同。因此，在评定来访者或病人的焦虑状态时，要对评定员进行认真培训。通常采用两位或者两位以上的测评人进行评分，然后取平均分的方式。

三、焦虑症的临床诊断

（一）CCMD-3

《中国精神障碍分类与诊断标准（第3版）》（CCMD-3）中提及焦虑症的诊断标准：焦虑症是一种以焦虑情绪为主的神经症，主要分为惊恐障碍和广泛性焦虑两种；焦虑症的焦虑症状是原发的，凡继发于高血压、冠心病、甲状腺机能亢进等躯体疾病的焦虑应诊断为焦虑综合征；其他精神病理状态，如幻觉、妄想、强迫症、疑病症、抑郁症、恐怖症等伴发的焦虑，不应诊断为焦虑症。

惊恐障碍，是一种以反复的惊恐发作为主要原发症状的神经症。这种发作并不局限于任何特定的情境，具有不可预测性。惊恐发作作为继发症状，可见于多种不同的精神障碍，如恐惧性神经症、抑郁症等，并应与某些躯体疾病相鉴别，如癫痫、心脏病发作、内分泌失调等。

广泛性焦虑，是指一种以缺乏明确对象和具体内容的提心吊胆、紧张不安为主的焦虑症，并有显著的植物神经症状、肌肉紧张、运动性不安。病人因难以忍受又无法解脱而感到痛苦。

（二）ICD-10

根据 ICD-10 关于惊恐障碍的诊断标准，惊恐发作诊断依据为1个月内至少有 3 次发作，每次不超过 2 小时，发作时明显影响日常活动，两次发作的间歇期除害怕再发作外没有其他明显症状。惊恐发作有以下特点：第一，发作的情境中没有真正的危险；第二，并不局限在已知或可预料的情境中（参见特定的恐惧症或社交恐惧症）；第三，在惊恐发作间歇期几乎无焦虑症状（尽管常会担心下次惊恐发作）；第四，不是生理疲劳、躯体疾病（如甲状腺机能亢进）或物质滥用的结果。

广泛性焦虑障碍的基本特征为泛化且持续存在的焦虑，不局限于甚至不主要见于任何特定的外部环境（即"自由浮动"）。如同其他焦虑障碍，占优势的症状高度变异，但常见以下主诉：总感到神经紧张、发抖、肌肉紧张、出汗、头重脚轻、心悸、头晕、上腹不适。病人常诉及自己、亲人很快会有疾病或灾祸临头。这一障碍在女性中更为多见，并常与应激有关。病程不定，但趋于波动并逐渐演变成慢性。

焦虑症诊断要点：一次发作中，患者必须在至少数周（通常为数月）内的大多数时间存在焦虑的原发症状，这些症状通常应包含以下要素：

（1）恐慌（为将来的不幸烦恼，感到忐忑不安，难以集中注意力等）；

（2）运动性紧张（坐卧不宁、紧张性头痛、颤抖、无法放松）；

（3）植物神经活动亢进（头重脚轻、出汗、心跳过速、呼吸急促、上腹不适、头晕、口干等）。

儿童患者可能突出表现为经常需要抚慰和一再出现躯体主诉。

四、焦虑症的治疗

焦虑症一旦确诊后，应及时对病人从生理、心理和社会三方面进行综合治疗。

生理治疗，着眼于控制症状，通常采用药物治疗。与躯体疾病的治疗不同，心理疾病的药物治疗须更注意向患者解释焦虑症的病理、预后和药理。特别是各类主流药物对不同症状的作用机理，以获得患者的支持和配合。

心理治疗，采用心理疗法，如通过认知行为疗法、森田疗法等，改变来访者的认知偏差，舒缓负性情绪，改善行为，乃至重塑人格。俗语有言，"心病还需心药医"，心理问题的最终解决，需要借助专业的心理治疗。

社会治疗，采用社会疗法，如家庭疗法等，帮助焦虑症患者改善社会功能，提高学习、工作效率，改善交往，获得社会支持。特别需要对焦虑症患者的家人、师长、朋友等进行辅导，帮助焦虑症患者身边的人了解焦虑症，给予患者良好的社会支持力量。

焦虑症的诊断

❦ 第一节　广泛性焦虑症的诊断 ❧

一、流行病学

广泛性焦虑症（GAD）是最常见的焦虑障碍之一，是初级保健（全科医生或社区保健中心）中最常见的疾病之一。它以过分的担心、忧虑与紧张为特征，通常病程迁延、难以痊愈、反复发作。据悉，在100个病例中可能有96.6%的广泛性焦虑症患者表现出各种系统的过度活动、不适当的焦虑情绪和思绪万千。人群中广泛性焦虑症的患病率为2%～5%。如美国的全国共病普查（NCS）报道的广泛性焦虑障碍终身患病率为5.1%，意大利为3.9%，韩国为3.6%，德国为3.1%，日本为2.8%。

目前国内关于广泛性焦虑症流行病学的研究资料还相对缺乏，仅部分地区有相应数据。世界卫生组织（WHO）全球卫生检查（WMH）的初步结果显示，上海焦虑障碍的年患病率为2.4%，北京为3.2%。在2004年10月至2005年3月期间，有学者对河北省18周岁以上的人进行了精神障碍流行病学调查。调查随机抽取了10 073名被试，用扩展的一般健康问卷（GHQ－12）将调查对象分为高、中、低危险组，以美国《精神障碍诊断与统计手册（第4版）》（DSM－Ⅳ）轴Ⅰ——障碍定式临床检查患者版，对调查对象进行广泛性焦虑障碍的诊断。结果完成调查的被试有9 021名，广泛性焦虑障碍患病率为0.81%；女性（1.27%）高于男性（0.35%）（$P < 0.01$）；农村（0.89%）高于城市（0.28%）（$P < 0.05$）；年龄为50～59岁的患病率

（1.16%）最高；女性患病危险性是男性的 3.465 倍；与其他精神障碍共病39.66%，其中与抑郁障碍共病占 91.30%；精神科就诊率为 5.17%。广泛性焦虑障碍是一种患病率较高的精神障碍，常见于农村女性，与抑郁障碍共病最常见，且专业就诊率低。

另外，有资料表明，广泛性焦虑症的终生患病率为 1.9% ~ 5.4%，甚至有报告为 4.1% ~6.6%。在美国，年龄在 15 ~45 岁的人群中，其年患病率为3.1%，终生患病率为 5.1%。女性为多发群体，女性与男性的比例大概为2：1。此症较多集中于老年人群体，男性老年人为 17%，女性老年人为 21.5%。

二、临床症状

根据《中国精神障碍分类与诊断标准（第 3 版）》（CCMD – 3），广泛性焦虑障碍（GAD）属于神经症范畴。而美国《精神障碍诊断与统计手册（第4 版)》（DSM – Ⅳ）则将广泛性焦虑障碍归为焦虑障碍范畴，后者还包括惊恐障碍、社交恐怖症、广场恐怖症和强迫症。

广泛性焦虑障碍的总体症状表现为：缺乏明确的对象和具体内容，总感到莫名的紧张恐惧，提心吊胆，紧张不安，并有躯体和自主神经功能亢进症状，如心慌、胸闷、气促、出汗、尿频、腹泻、头昏、疲乏、震颤、心跳过速、手脚冰凉、肌肉紧张及运动性不安等。患者因为难以忍受但又无法解脱这种病理性焦虑而感到痛苦。病程较长，至少六个月，通常持续数年之久。

广泛性焦虑障碍的具体症状主要表现在以下几个方面。

（一）过分、持久的焦虑和烦恼

"过分"，是指患者焦虑的强烈程度超过了正常的范围。在客观上，并不存在某种威胁、危险或坏的结局，但患者总是非常担心、紧张和害怕。尽管患者也知道这是一种主观的过虑，但因不能控制而使其颇为苦恼，感到痛苦不堪。

"持久"，是指广泛性焦虑症的持续时间长，发生频率高。广泛性焦虑症患者总是持久地对不明对象感到担忧，病程至少六个月，通常持续数年之久，而且是逐渐发展形成的。

"焦虑和烦恼"，表现为对未来可能发生的、难以预料的某种危险或不幸事件提心吊胆，而这种担心是缺乏明确对象、具体内容和目标的，常常与现

实情况相距甚远。

广泛性焦虑症患者的症状表现为害怕性期待（Fearful Anticipation）、易激惹、对噪声敏感、坐立不安、注意力下降、过分担心。患者不能明确意识到他担心的对象或内容，而只是表现为一种提心吊胆、惶恐不安的强烈内心体验。患者经常担心的可能是某一两件非现实的威胁，或生活中可能发生于他自身或亲友的不幸事件。例如，担心家人有危险，但家人其实很安全；担心自己做错事被批评，但其实事情没那么糟糕等。这类焦虑和烦恼其程度与现实很不相称，称为担心的等待（Apprehensive Expectation），是广泛焦虑的核心症状。这类患者常有恐慌的预感，终日心烦意乱、坐立不安、忧心忡忡，好像不幸即将降临在自己或亲人的头上；注意力难以集中，做事心烦意乱，没有耐心，坐卧不宁；担心祸之将至，对其日常生活中的事物失去兴趣，以致学习和工作受到严重影响。这种内心体验被称为自由浮动性焦虑（Free Floating Anxiety），这类焦虑和烦恼有别于所谓的预期焦虑（Anticipatory Anxiety）。如惊恐障碍患者对惊恐再次发作的担心，社交恐惧症患者对当众发言的困扰，反复洗手的强迫症患者对受到污染的恐惧，以及神经性厌食患者对体重增加的苦恼等。

需要解释的是，患者常常因注意力不集中而抱怨记忆力下降，但实际上在焦虑障碍中并不存在真正的记忆力损害。如果发现其存在记忆力受损，必须进行仔细检查，以排除器质性病变。广泛性焦虑障碍的特征性表现是反复担心，其内容包括对疾病的关注、对他人安全的牵挂以及社交焦虑等。

（二）运动性不安

运动性不安主要表现为坐立不安，搓手顿足，来回走动，紧张不安，肢体发抖等。有各种不自主的小动作或肌肉跳动，如眼睑、面肌或手指震颤，患者自感战栗等。有的患者双眉紧锁，面肌和肢体肌肉出现紧张性疼痛，感到肌肉抽动，经常感到疲乏无力等。

（三）自主神经功能亢进

（1）消化系统：口干、吞咽困难、梗塞感、食管内异物感、过度排气、肠蠕动增多或减少、胃部不适、恶心、腹痛、腹泻。

（2）呼吸系统：胸部压迫感、吸气困难、气促、窒息感、过度呼吸。

（3）心血管系统：心悸、心前区不适、心律不齐。

（4）泌尿生殖系统：尿频尿急、勃起障碍、痛经、闭经。

（5）神经系统：震颤、刺痛、耳鸣、眩晕、头痛、肌肉疼痛。

（6）睡眠障碍：失眠夜惊。

（7）其他症状：抑郁、强迫思维、人格解体。

（8）自主神经功能兴奋：多汗、面部发红或苍白等症状。

广泛性焦虑症往往伴有躯体不适症状，如胸痛、头痛、胃部不适等，但在综合医院中，对该症的识别率很低，很多医生往往只考虑疾病的生物学因素而忽略了其心理社会因素。

（四）过分警觉

（1）易受惊吓。患者常对外界环境中的变化过于警惕，一点儿刺激就产生惊吓，对声音和光线特别敏感，普通敲门声会让患者心惊胆战，经常有恍惚感或晕眩感，容易出现一惊一乍的情况。

（2）注意力难以集中。别人说话声音或电视机声音稍大些都会觉得心烦意乱，常诉说在考试、工作时脑子里一片空白。

（3）难以入睡或易醒。经常辗转反侧，或容易从梦中惊醒。

（4）容易激惹。仅关注自己的不舒服症状，对别人不关心，甚至过分地要求别人关心和照顾自己；经常为一点儿小事发脾气，对别人表示不满、抱怨；很难克制自己的情绪，常为一点儿小事与家人、同事争吵，有时事后又会后悔，但在当时却常常克制不住，易紧张，易激惹。

（五）并发症

广泛性焦虑症的躯体症状与其他疾病相似，常常与其他精神障碍共病，如惊恐障碍、抑郁和物质滥用等。有资料显示，有 1/5 的广泛性焦虑症患者同时患有严重酗酒等物质滥用现象，更多的患者患有慢性头疼、胃肠道不适等躯体障碍。国外研究显示抑郁症是广泛性焦虑障碍病人最常见的并发精神疾病，有研究发现，1/3 的广泛性焦虑症患者伴有中度以上的抑郁。另外，广泛性焦虑症患者要比大部分人更容易担心、紧张，焦虑症状很难或不可能消失，并影响患者其他方面的能力。如由于广泛性焦虑症患者付出太多的精力用于担忧，从而削弱了他们处理其他信息的能力，有可能出现记忆困难。

广泛性焦虑障碍患者常同时合并其他焦虑性或情感性障碍。据桑德森和巴洛（Sanderson & Barlow，1990）对 22 例符合 DSM - Ⅲ诊断标准的广泛性焦虑症患者症状的分析表明，有 20 例（91%）可同时给出至少两个诊断；13 例（59%）同时患有社交恐惧症；6 例（27%）可同时诊断为惊恐障碍；另有 6 例可同时诊断为心境恶劣（抑郁性神经症）；还有一些病例同时患有单纯恐惧症（23%），强迫症（9%）和重型抑郁症（14%），在病程中有惊恐发作症状者占 73%。维陈等（Wittchen et al.，1991）也观察到在焦虑性障碍患者中，69% 的流行病学调查病例和 95% 的临床病例有两种或两种以上焦虑及抑郁性疾病并存。

总之，焦虑症不仅在心理上有典型的紧张、不安等表现，在躯体上还有许多不舒服的感觉，如心悸、心慌、头晕、出汗、口干以及身体不定部位的疼痛，如头痛、胸痛、后背痛、腹痛、四肢及关节痛等。这些躯体症状，令病人更加紧张不安、他们会怀疑自己是不是得了什么疾病，到处求治，纠缠医护人员或家属为他进行检查及治疗，并对检查结果产生怀疑，认为结果不正确，没查出来等，产生疑病观念，对医生不信任。因此，会反复跑到各大医院进行检查。这与一些人在各科已经检查出较重的疾病，进而对这些疾病产生的焦虑不安是不同的。

严重的焦虑症患者，经常会有运动性不安的症状，如坐立不安、坐卧不宁，还会出现双上下肢发抖（震颤）、搓手顿足，更严重时会出现来回踱步、徘徊等症状。

三、诊断标准与方法

关于广泛性焦虑障碍的诊断，必须根据临床症状、病程、疾病的严重程度和鉴别诊断几项标准进行。首先要判断来访者的表现或其描述的症状是属于正常范围的心理反应，还是已经达到了病理性情绪；其次要排除焦虑是否是躯体疾病或其他精神疾病的伴随症状，最后才能确诊。

（一）《中国精神障碍分类与诊断标准（第 3 版）》（CCMD－3）诊断标准

1. 症状标准
（1）符合神经症的诊断标准；
（2）以持续的原发性焦虑症状为主，并具有下列两项症状：
①经常或持续的出现无明确对象和固定内容的恐惧、提心吊胆；
②伴有自主神经症状或运动性不安。
2. 严重标准
社会功能受损，病人因难以忍受又无法解脱而感到痛苦。
3. 病程标准
符合症状标准为期 3 个月以上。

4. 排除标准

（1）排除甲状腺机能亢进、高血压、冠心病等躯体疾病的继发性焦虑；

（2）排除兴奋药物过量、催眠镇静药物或抗焦虑药物的戒断反应，排除强迫症、恐怖症、疑病症、神经衰弱、躁狂症、抑郁症或精神分裂症等并发的焦虑。

（二）国际疾病分类（ICD - 10）诊断标准

1. 基本特征

泛化并且持续存在的焦虑，不局限于甚至不主要见于任何特定的外部环境（即"自由浮动"）。如同其他焦虑障碍，占优势的症状高度变异，但常见以下主诉：总感到神经紧张、发抖、肌肉紧张、出汗、头重脚轻、心悸、头晕、上腹不适。病人常诉及自己、亲人很快会有疾病或灾祸临头。这一障碍在女性中更为多见，并常与应激有关。病程不定，但趋于波动并逐渐演变成慢性。

2. 诊断要点

一次发作中，患者必须在至少数周（通常为数月）内的大多数时间存在焦虑的原发症状，这些症状通常应包含以下要素：

（1）恐慌（为将来的不幸烦恼，感到忐忑不安，难以集中注意力等）；

（2）运动性紧张（坐卧不安、紧张性头痛、颤抖、无法放松）；

（3）植物神经活动亢进（头重脚轻、出汗、心动过速或呼吸急促、上腹不适、头晕、口干等）。

3. 儿童患者的突出表现

儿童患者可能突出表现为经常需要抚慰和一再出现躯体主诉。

4. 出现短暂的（一次几天）其他症状，特别是抑郁

并不排除广泛性焦虑作为主要诊断，但患者不得完全符合抑郁障碍、恐怖性焦虑障碍、惊恐障碍、强迫障碍的诊断标准。

5. 包含焦虑神经症、焦虑反应

（三）美国《精神障碍诊断与统计手册（第4版）》（DSM - Ⅳ）诊断标准

1. 诊断要点

（1）对于许多事件或者活动（比如工作、学习成绩）等，呈现过分的焦虑和担忧（担忧的期望），至少持续6个月以上。

（2）患者感觉难以控制自己不去担忧。

（3）焦虑和担忧有以下 6 种症状中的 3 项以上，在 6 个月中，多数日子里有至少几种症状（注：儿童只需其中的一项症状）。

①坐立不安或者感觉紧张；

②容易疲劳；

③思想难以集中，或者头脑一下子变得空白；

④易激惹；

⑤肌肉紧张；

⑥睡眠障碍（入睡困难，经常醒来，或辗转不安、令人不满的睡眠）。

（4）这种焦虑和担忧不仅限于某种轴Ⅰ心理障碍上，例如，这种焦虑或担忧不存在于患有惊恐发作（如惊恐性障碍）、在公众场合感到难堪（如社交恐惧症）、被污染（如强迫症）、离家或离开亲人（如分离性焦虑障碍）、体重增加（如神经性厌食）、多种躯体诉述（如躯体化障碍）、患有严重疾病的个体上，而且这种焦虑和担忧并不是发生在创伤的应激障碍之时。

（5）这种焦虑、担忧或者躯体症状造成了临床上显著的痛苦烦恼，对患者的社会、职业或者其他重要方面的功能造成损害。

（6）此障碍不是由于某种物质（如某种滥用药物、治疗药物），或其他一般的躯体情况（如甲亢）所导致的直接生理效应，也排除心境障碍、精神病性障碍、广泛性发育障碍的可能。

2. 临床表现

除上述诊断标准外，广泛性焦虑症还有一些主要的临床表现（见临床症状部分），即持续性过分的、不合实际的担忧，并出现一系列躯体和心境症状，包括震颤、肌肉疼痛、坐立不安、失眠、出汗、腹部不适、头晕眼花、注意力难以集中、易怒和敏感等。

《中国精神障碍分类与诊断标准（第 3 版）》明确指出，诊断时必须排除由于各种躯体疾病引起的继发性焦虑。也就是说焦虑症是一种无明确病因的原发性焦虑，与我们平时在综合医院的临床各科中常见的与躯体疾病密切相关的焦虑状态是不同的。其中一种是躯体疾病引发的继发性焦虑，如甲状腺机能亢进、冠心病、高血压病等引发的继发性焦虑，在治疗这些躯体性疾病的同时，也应注意治疗继发性焦虑症状；另一种是药物引发的继发性焦虑，包括催眠、镇静、抗焦虑药的戒断反应以及中枢兴奋药物引发的继发性焦虑等。另外，还应注意排除由其他精神疾病，如强迫症、恐怖症、抑郁障碍、疑病症等引发的继发性焦虑。

总之，焦虑症的特点是：总认为有什么坏事将会发生，有什么灾难即将降临、不可抗拒、不可预测，担心这些不幸会影响到自己以及亲人，认为这些不幸的事件将会危害人身安全、健康、工作以及事业等。焦虑症状的特点是把不可能的危险当成是可能的，中国的古语"杞人忧天"就是焦虑症典型的写照。这些症状是精神方面的，或者叫心理上的症状，常常还伴随有躯体症状及植物神经系统功能紊乱。

关于焦虑症的诊断要点值得注意的是：焦虑症状的持续性，不是2～3天就会过去的，虽然症状多种多样，但是慢性、持续时间长是其重要的特点。没有固定的、明确的害怕对象，这一点与恐怖症是不同的。植物神经系统亢进、躯体症状、运动性不安等表现也是焦虑症的特点之一。

四、鉴别诊断

根据临床表现及症状特征进行一般诊断并不困难，在广泛性焦虑障碍的诊断上应注意排除躯体器质性问题，如发作频繁加上预期性焦虑，有可能会误诊为广泛性焦虑障碍；某些躯体疾病如二尖瓣脱垂，可有类似惊恐发作的症状，应注意鉴别。在广泛性焦虑的诊断上，还应排除甲状腺机能亢进、高血压、冠心病等躯体疾病，或成瘾药物的戒断反应所引起的继发性焦虑。

1. 与正常人在应激时的焦虑反应相鉴别

焦虑症患者有强烈的情感体验，有自主神经症状和运动性不安，同时其焦虑程度及持续时间和现实刺激极不相称，正常人的焦虑反应不会完全具备上述特征。

2. 与特定躯体疾病相鉴别

特定躯体疾病表现为与广泛焦虑障碍相似的症状，在任何情况下必须充分考虑这种可能性，特别是在焦虑症状无合理的心理解释时。甲状腺机能亢进可导致易激惹、坐立不安、震颤及心跳过速。此时体格检查可发现甲状腺肿大、细微震颤以及眼球突出，必要时可行甲状腺功能检测。嗜铬细胞瘤和低血糖也可致发作性的焦虑。有时早老性痴呆和老年痴呆这类患者会以焦虑为主诉，临床医师常常会忽略其伴随的记忆障碍或将之归咎于注意力不集中。因此，当老年患者伴有焦虑症状时，应仔细评估其记忆功能。

其他的躯体疾病更多的是通过心理机制导致焦虑，如患者害怕疾病的致命后果。当患者有特殊理由害怕某种严重后果时常发生这类情况，如患者亲戚因有相似的临床症状及病程发展而死亡，因此在临床工作中有必要询问患者是否认识有类似症状的其他人。

当广泛性焦虑障碍以躯体症状为主要表现时，很容易被误诊为其他疾病。此时，阴性的实验室检查结果反而加重了患者的焦虑，因为这些结果无法解释严重的临床症状。如果临床医师考虑到焦虑症状的多样性，认识到心悸、头痛、尿频、腹部不适以及其他症状可能是广泛性焦虑障碍的临床表现，就能大大减少类似的误诊。

3. 与精神疾病相鉴别

精神分裂症患者有时会以焦虑为主诉而无明显的精神病性症状，甚至在直接询问下也予以否认。但仔细询问症状产生的原因即可减少误诊，因为患者会暴露出一些奇特的想法，如认为周围有威胁性的影响等。焦虑症状可见于多种精神疾病但并非是这类精神疾病的主要临床相，其焦虑内容与其他精神疾病的主要症状无内在联系。此外，应注意与本病相鉴别的精神障碍还有躯体化障碍、人格解体障碍等。

4. 与抑郁症相鉴别

焦虑症需要注意的是与抑郁症相鉴别，焦虑和抑郁可伴随存在，在诊断上常依靠两者在发生上的先后顺序的分析及严重程度的比较来确定。故在这两种疾病的诊断上要十分重视病史的收集和对其症状的观察。抑郁障碍相对于焦虑症状，其抑郁症状更为严重，同时症状出现的先后顺序也不同，在广泛性焦虑障碍中焦虑症状先出现。因此在询问病史时，应同时询问患者和其家属以明确诊断。有时伴有激越的抑郁发作会误诊为焦虑，但仔细询问其抑郁症状即可减少误诊。抑郁症常有明显的焦虑或激动不安，而广泛性焦虑患者由于长期紧张不安，生活往往也不愉快。其鉴别要点在于：广泛焦虑障碍患者通常先有焦虑症状，较长时间后才逐渐觉得生活不幸福；无昼重夜轻的情绪变化；常难以入睡和睡眠不稳而少见早醒；自主神经症状不如抑郁症丰富；食欲常不受影响；更为重要的是本病患者并不像抑郁症那样，对事物缺乏兴趣或高兴不起来。但不典型抑郁症的鉴别诊断可能更困难。当抑郁和焦虑症状都很明显，且分别符合两种疾病的诊断标准时，可同时下两个诊断。但应注意抑郁症状比较危险，会导致自杀，故要掌握优先考虑抑郁诊断的原则。

5. 与神经症相鉴别

在神经症的症状中混合情况很常见，此时应识别以哪类症状为主，方可作出相应的诊断。

6. 与精神活性药物的症状相鉴别

精神活性物质、酒精的撤药反应或者咖啡因的滥用均可导致焦虑。如果患者隐瞒病史，可能会导致误诊。如果患者报告晨起时焦虑特别严重，提示酒精依赖（撤药反应常在此时明显），但有时继发于抑郁障碍的焦虑也在晨起时明显。

五、病因研究

1. 遗传学因素

诺伊斯等（Noyes et al.，1987）报告广泛性焦虑障碍患者的亲属中，本病的患病风险率为 19.5%，而正常对照组的亲属广泛性焦虑障碍患病风险率为 3.5%。托格森（Torgersen，1983）的双生子研究未能发现广泛性焦虑障碍在单卵双生子（MZ）和双卵双生子（DZ）间的同病率有显著差异。肯德勒等（Kendler et al.，1992）报告广泛性焦虑障碍的一组女性双生子本病的遗传度约为 30%。据研究在单卵双生子中所有焦虑障碍的发病一致性较双卵双生子高。但大多数的研究没有发现遗传在各个焦虑障碍的发病有差别，因此在广泛性焦虑障碍中，遗传的具体作用并不清楚。一些研究表明，本病的遗传倾向不如惊恐障碍显著。

2. 生化因素

基于苯二氮类常用于治疗广泛性焦虑障碍，取得了良好的效果，提示脑内苯二氮受体系统异常可能为焦虑的生物学基础。苯二氮受体的浓度以枕叶最高，提示广泛性焦虑障碍可能有枕叶功能异常。一些脑功能显像研究发现，本病患者枕叶存在异常。临床前和临床脑显像表明，各种类型焦虑和应激反应还涉及边缘叶、基底节和前额叶。非苯二氮类抗焦虑剂丁螺环酮为 5 – HT1A 激动剂，对治疗广泛性焦虑障碍有效，表明 5 – HT 对广泛性焦虑障碍的发病有重要作用。

3. 社会心理因素

（1）童年经历。

儿童时代的心理创伤，包括受到虐待、丧失双亲、与主要监护人之间不和谐的关系等，都可能是导致广泛性焦虑障碍的主要心理因素，但目前尚无确切的证据。焦虑是儿童常见的情绪障碍，然而焦虑儿童能长成健康人，而焦虑的成人也并非都来自焦虑的儿童。

（2）生活应激事件。

广泛性焦虑障碍的发生常和生活应激事件相关，特别是有威胁性的事件，如人际关系问题、躯体疾病以及工作问题等。生活应激事件的持续存在可导

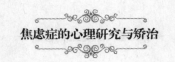

致广泛性焦虑障碍的慢性化；同时思维方式也可使症状顽固化，如害怕他人注意到自身的焦虑或者担心焦虑会影响其工作表现，类似的担心会产生恶性循环，使症状严重而顽固。

（3）病理性焦虑模式。

弗洛伊德认为焦虑是一种生理的紧张状态，起源于未获得解决的无意识冲突。自我不能运用有效的防御机制，便会导致病理性焦虑。贝克的认知理论则认为焦虑是面临危险的一种反应。持久歪曲的信息加工导致对危险的误解和焦虑体验。病理性焦虑则与对威胁的选择性信息加工有关，焦虑患者还感到无力对付威胁。对环境无法控制是使焦虑持续下去的重要因素。巴洛把焦虑与恐惧相区别，认为广泛性焦虑障碍的特征在于对失去控制的感受而不是对威胁的恐惧。

（4）人格。

焦虑性人格与焦虑障碍相关，但其他的人格特征也可妨碍其对应激事件的有效应对。诺伊等（Noyes et al.，1987）的报告指出，约 1/3 广泛性焦虑障碍患者伴有人格障碍，最常见的是依赖型人格障碍。

六、治疗

（一）药物治疗

1. 药物选择

广泛性焦虑障碍的治疗常用氯丙咪嗪等三环类抗抑郁剂和 5 - 羟色胺（5 - HT）再摄取抑制剂，也常用苯二氮䓬类、丁螺环酮等药物。苯二氮䓬类药物包括阿普唑仑（佳静安定）、劳拉西泮、氯硝西泮（氯硝安定），它们具有缓解焦虑、镇静情绪和增强睡眠的作用。该类药物可很快地控制焦虑症状，但由于药物依赖问题不能长期使用，一般于症状恶化时才用。该类药物对广泛性焦虑障碍的躯体症状的效果较其他药物佳。长期大剂量服用会引起药物依赖并在突然撤药时出现戒断症状，是这类药物的主要缺点。丁螺环酮是一种非苯二氮䓬类的抗焦虑药，但起效较苯二氮䓬类慢，较少产生药物依赖和戒断症状，不易引起药物依赖，因而也较适合长期使用。苯二氮䓬类也适用于惊恐发作者，而广泛性焦虑障碍可选用其中一种。

另外，余琳在《米氮平治疗广泛性焦虑症的开放性研究》中发现米氮平对广泛性焦虑症疗效显著，不良反应少。

2. 疗程

由于本病容易复发，治疗期一般不宜短于半年；有的病例必须维持用药3～5年才能充分缓解焦虑症状。

（二）心理治疗

1. 认知行为疗法

采用想象法或现场诱发焦虑，然后进行放松训练，可减轻紧张和焦虑时的躯体症状。对导致焦虑的认知成分，则运用认知重建来矫正患者的歪曲认知，包括纠正对这些症状的认识以及对发病时的躯体感觉和情感体验的不合理解释，让患者意识到这类感觉和体验并非对身体健康有严重损害，以减少焦虑、恐惧和回避。宫艳芬在《认知行为疗法治疗广泛性焦虑症的疗效观察》一文中指出，与单纯药物治疗广泛性焦虑症的效果相比较，认知行为疗法能减少服药剂量及药物依赖，对缩短病程、整合人格、纠正错误认知、预防复发有积极意义。

2. 支持性心理治疗

将本病的性质告知患者，让患者对本病有正确的认识，对本病具有一定的自知力，即虽然自觉症状严重、倍感痛苦，但只是心理上的问题，不会影响身体健康。暂时不见好转也不要担心，让患者放下思想负担，可降低患者对健康的焦虑，增进在治疗中的合作。同时帮助患者解决或使其适应生活应激事件。

3. 生物反馈疗法

利用生物反馈信息训练使患者放松，以减轻焦虑，对治疗广泛性焦虑障碍有效。放松训练如有过度换气，则行呼吸控制。指导患者进行焦虑控制训练。

4. 其他疗法

如催眠疗法、音乐治疗等，均可发挥辅助治疗的作用。如果病人出现过度换气，可用纸袋罩住病人的口和鼻，让病人吸入较多的二氧化碳，以减轻惊恐发作时过度换气引起的碱血症。

（三）患者自我心理调节

广泛性焦虑障碍的痊愈最终要靠患者自己。在治疗广泛性焦虑障碍的过程中，建议患者运用自己的能力，进行自我心理调节。患者不但是症状的忍受者，更是心理障碍的治疗者。

（四）社会支持

（1）在患者症状的持续时间达到诊断标准前，一般已在普通临床医生处就诊。在疾病的早期，许多患者与医师讨论和有效会谈的时间不一定很长，但必须让患者感到自己被全神贯注地倾听，他们的问题被设身处地理解，对焦虑产生的躯体症状应给予准确清晰的解释，如心悸是患者对应激事件正常反应的过度注意而非提示心脏疾病。另外，帮助患者学会处理及适应由焦虑症状所引发的社会问题。如焦虑十分严重，可短期服用苯二氮䓬类药物，但应注意服药时间应短于3周以防药物依赖的产生。

（2）在与广泛性焦虑障碍的斗争中，社会支持和帮助至关重要，患者家人应理解、帮助患者，让患者感到自己不是在孤军奋战，但不应过于替代、溺爱患者，让患者在和谐的人际氛围中，感受到温暖和力量。

（五）社会功能的恢复

患者不仅要在治疗中缓解症状引发的痛苦，更应及早恢复正常的学习、工作与生活等，重新参与社会人际交往。尽快参与社会活动有利于患者社会功能的恢复，这样才能更好地治疗广泛性焦虑障碍。

七、病程与预后

惊恐发作起病突然，呈间歇性发作；广泛性焦虑障碍起病缓慢，病程多迁延数年之久，往往无明显诱因。许多患者常记不起何时开始出现焦虑症状，认为从小就是如此，在其一生中从来就没有不焦虑的时候。广泛性焦虑障碍较惊恐障碍的病程更为漫长且较少自行缓解。起病年龄越早，焦虑症状越重，社会功能也较多受到损害。有关预后的研究结论差别很大，可能是样本不同之故。有的认为痊愈和好转率占75%，有的认为只有50%以下。尽管病人症状迁延不愈，但不会导致精神残疾和社会功能丧失。值得注意的是，对焦虑症引发的自杀应给予关注，有的学者认为焦虑症引发的自杀并非是个别现象。

八、典型个案

下面是一例关于广泛性焦虑症的咨询案例报告的部分内容。

简介：求助者是一名教师，近一年来经常紧张不安、提心吊胆并伴有一定程度的躯体症状。咨询师在和求助者商议后，根据其个性特征和问题的特点采用了系统脱敏法，诱导求治者暴露出导致焦虑的情境，并以放松的心理状态来对抗这种焦虑情绪。经过 10 次咨询，求助者情绪好转，工作也比较自如，取得了比较好的咨询效果。

（一）一般资料

1. 人口学资料

求助者：小王，女性，38 岁，本科学历，教师，已婚。父母为国家干部，经详细询问、调查，父母无人格障碍和其他神经症性障碍，家族无精神疾病史。

2. 个人成长史

独生女，足月顺产，母亲身体健康，孕、产及哺乳期未服用特殊药物。求助者 11 个月时会说话，1 岁时会走路，4 岁上幼儿园，能歌善舞，深得长辈、老师喜欢。上学后学习成绩一直很优秀，又能帮助其他同学，被选为班干部，深受老师喜欢。12 岁来月经，周期不稳定，身体健康，未患过重大疾病。结婚前与父母、祖母一起居住，父母亲工作忙，在一起的时间少，多与祖母一起生活。父母关系好，对其要求高。自己也很懂事，处处严格要求自己，凡事尽量做到尽善尽美。

10 岁时登台演出，演唱时忘记歌词，当时觉得很丢人，留下心理阴影。直到现在，都很少唱歌，单位有活动，总说自己五音不全，唱不了。以后像考试、登台演讲或表演、会见重要人物时，都常有焦虑的体验。每到这时都感到不快，总想找借口回避。16 岁中考差两分没有考上重点高中，最后被师范学校录取。从此更加努力读书，在学校多次获得奖学金。毕业后分到城区一所小学工作。工作十分努力，受到领导的重用。婚姻顺利，爱人是一所中学的物理老师，夫妻关系融洽，儿子今年 15 岁。

3. 精神状态

目前精神状态：注意力不集中，记忆力下降，焦虑、紧张、害怕、心神不宁，意志力减退，有回避行为，人格相对稳定。

4. 身体状态

心跳过快、头痛、失眠、多梦、过敏、尿频，躯体医学检查正常。

5. 社会功能

学习、工作效率下降，已一个月没有上班。

6. 心理测验结果

选择症状自评量体（SCL－90）进行测试，测试结果为：躯体化 2.5，强迫症状2.1，人际敏感1.8，抑郁2.2，焦虑3.3，敌对2.1，恐怖1.7，偏执2.0，精神病性1.9，其他2.1，总分199，阳性项目数69个。焦虑因子分为3.3，明显高于常模。

（二）主诉和个人陈述

1. 主诉
因焦虑、紧张而就诊。

2. 个人陈述
近一年来经常紧张不安、提心吊胆，工作上总感到能力有限，害怕工作做不好，被别人说长道短。情绪低落，注意力不集中，记忆力明显下降。对声音敏感，不能听钟表的正常声音，听到后心脏不舒服，伴有失眠、多梦，经常因为一点点小事对儿子发脾气；对刺激性气味敏感，并伴有过敏反应。经常有不安感，总害怕有不好的事情发生。有过心跳过速、头痛、尿频、小便不自主排出等症状，多次去医院内科检查，检查结果没有发现明显的器质性病症。由于工作上处处感到压力，时时紧张，学习、工作效率下降，心里十分痛苦，已一个月没有上班。

（三）观察和他人反映

咨询师的观察与了解：求助者从小家庭环境优越，家庭教育严格，因为是独生女，父母对其倾注了更多的爱。学习成绩优良，人际关系尚可，做事追求完美。心理咨询师观察到：求助者神情焦虑、不安，很局促，情绪低落，但思路清晰，有礼貌。

（四）评估与诊断

1. 心理状态的评估
求助者目前的主要问题是紧张焦虑、注意力不集中、失眠、多梦等。
资料的可靠性：可靠。求助者自知力完整，求治欲强，态度恳切。
求助者问题的性质：按照心理正常与心理异常区分的三原则，求助者的问题不属于精神疾病。理由是求助者主客观统一，自己对症状有良好的自知力，并因内心冲突感到痛苦，主动寻求咨询师的帮助。其人格特征相对稳定。因一年来经常紧张不安、提心吊胆，对身心造成一定影响。由于经常或持续的无明确对象和固定内容的恐惧及提心吊胆并伴有自主神经症状，加上心理测验结果焦虑因子高于常模，故求助者的心理问题属于心理不正常范畴。

原因分析：求助者心理问题的产生，主要有如下几方面的原因。

（1）生物因素。

该求助者的问题中没有明显的生物原因。

（2）社会因素。

存在负性生活事件，如演出失败、谈话失败、没有考上重点高中；家庭教育中父母对其要求严格；同时该求助者缺乏社会支持系统的帮助。

（3）心理行为因素。

①认知因素：10岁时登台演出，演唱时忘记歌词，觉得很丢人。

②缺乏有效的解决问题的行为模式：教育局领导找其谈话，因紧张而没有很好地表达看法属于正常现象，求助者却无法面对，说明其缺乏有效解决问题的行为模式。

③个性因素：做事追求完美，争强好胜。

2. 诊断与鉴别诊断、诊断依据

（1）诊断。

将本求助者诊断为心理不正常，神经症，焦虑症，广泛性焦虑症。

（2）鉴别诊断。

①排除甲状腺机能亢进、高血压、冠心病等躯体疾病的继发性焦虑；

②排除兴奋药物过量、催眠镇静药物或抗焦虑药的戒断反应；

③排除强迫症、恐怖症、疑病症、神经衰弱、躁狂症、抑郁症或精神分裂症等伴发的焦虑。

（3）诊断依据。

①自知力完整，主动要求治疗。

②符合神经症的诊断标准。

③以持续的原发性焦虑症状为主，并符合下列两项：第一，经常或持续的无明确对象和固定内容的恐惧或提心吊胆；第二，伴有自主神经症状或运动性不安。

④严重标准：社会功能受损，病人因难以忍受又无法解脱，而感到痛苦。

⑤病程标准：符合症状标准至少已6个月。

接下来咨询师将针对来访者的广泛性焦虑的具体症状制订咨询方案，然后进行咨询与治疗。

第二节 惊恐障碍的诊断

惊恐障碍（Panic Disorder）是一种常见的焦虑障碍，是一种突然发生的、持续时间短暂的、反复惊恐发作的急性焦虑障碍。惊恐发作突然发生，无法预期，使患者经常担心害怕下次发作，因此经常精神紧张、提心吊胆。

以前，惊恐障碍只被看做是焦虑障碍的急性发作形式，并没有作为一个独立的疾病单元，后来根据相关研究结果将焦虑障碍分为惊恐障碍和广泛性焦虑症，并且在1980年的DSM－Ⅲ中首次将惊恐障碍列为一个独立的疾病单元，在1994年的DSM－Ⅳ将惊恐障碍分为伴有和不伴有广场恐怖两种情况。

本节将会详细介绍惊恐障碍流行病学方面的相关研究、惊恐障碍患者的临床症状、如何诊断惊恐障碍、如何鉴别惊恐障碍以防止误诊，以及惊恐障碍的各种病因、治疗效果及恢复状况。

一、流行病学

惊恐障碍的发作具有一定的广泛性，大约有20%的人承认至少经历过一次惊恐发作，但并不全都符合惊恐障碍的诊断标准。国内总体人群中大约有2%~6%的人在一年内反复发作，并符合惊恐障碍的标准。

1982年我国12个地区的流行病学调查资料表明，焦虑障碍的人群患病率为1.48%（其中包括焦虑和惊恐发作）；美国ECA（Epidemiologic Catchment Area，简称ECA）研究小组估计惊恐障碍每年的发病率约为2.4%，严重惊恐障碍每年的发病率估计为0.9%，惊恐障碍的终生患病率为1.6%，惊恐发作的终生患病率为3.6%。同时，美国NCS（National Comorbidity Survey，简称NCS）根据DSM－Ⅲ对美国全国范围内的精神病进行评价指出，惊恐障碍的终身患病率为3.5%。美国全国共病再调查（NCS－R）表明，惊恐障碍一年内的发病率和终身发病率分别为2.7%和4.7%。

惊恐障碍初次发作的高发年龄在23~29岁之间，另外，35~40岁之间也是一个发病高峰期，12岁以前和40岁以后首次发病者比较罕见。惊恐障碍的发病率存在着显著的性别差异，女性显著高于男性。大多数的研究报告表明，女性的患病率大约是男性的2倍，而且国内一项针对天津市的调查发现，女性的患病率是男性的10倍多。

美国 NCS 还发现，受教育程度在高中水平以下的人群患惊恐障碍的可能性要比受教育程度在大学水平以上的人群高出 10 倍，受教育程度、收入水平与惊恐障碍无相关关系。因此 NCS 研究小组推断，这可能是由于受教育程度在高中水平以下的人群认知能力相对低下，从而导致了更高的惊恐障碍患病率。

二、临床症状

惊恐障碍的主要原发症状是反复的惊恐发作，基本特征是在没有客观危险的环境下或无明显固定诱因下，不可预测地反复出现惊恐发作。其典型表现是在日常生活中，突然出现强烈恐惧，出现即将要死去或失去理智的感觉，使患者感到惊恐万分、难以忍受而且无法控制并四处呼救。发病时常伴有明显的自主神经症状，如胸痛、胸闷、胸前区不适、心跳不规则、心跳过快等心脏方面的症状，因此临床上常将惊恐障碍误诊为心脏病；发病时还会出现如呼吸困难、气急、窒息感等呼吸系统方面的症状；此外，还会出现如头痛、头晕、感觉异常等神经系统方面的症状，也可能会出现人格解体（一种正在脱离自己身体的感觉）、现实解体（对周围环境真实感的丧失）的痛苦体验。

惊恐障碍通常来得快，去得也快，一般 10 分钟内达到高峰，通常不会超过一个小时即可自行缓解，或以哈欠、排尿、入睡来结束发作。发作后患者的情况一切正常，但之后又会突然发作。在发作间歇期，许多患者因为担心发作时得不到帮助，从而尽量回避一些正常活动，不愿出门、不愿乘车、不愿到人多的地方去等，即继发广场恐怖症。因此，根据是否伴有广场恐怖症，将惊恐障碍分为伴广场恐怖症惊恐障碍和不伴广场恐怖症惊恐障碍两种类型。

惊恐障碍还会导致一些并发症，如一定程度的社会功能损害、抑郁、社会性恐怖以及广泛性焦虑等，这些并发症增加了惊恐障碍患者复发的可能性，因此也要对惊恐障碍伴随的一些并发症提高重视。

惊恐障碍的临床症状主要表现在三个方面：反复的惊恐发作、预期性焦虑以及患者的求助和回避行为。

（一）反复的惊恐发作

惊恐发作往往是突然发生，事先无任何先兆的，一般与生活事件或精神刺激也无明显关系。经常是患者正在进行日常活动，如吃饭、看书、散步、工作、做家务等时突然发生。惊恐发作有两种类型：一种是与处境相关的惊恐发作，常在特殊环境中触发；另一种是与处境不密切相关的惊恐发作，发作时不一定与特殊处境有关，而且在特殊处境中也不一定立刻发作。

发作时，患者会突然感到极度的害怕和恐慌，有种濒临死亡的感觉，而且患者通常说不出害怕的原因以及具体害怕什么。心脏有严重心悸症状，似乎心脏要从口中跳出来；胸痛、胸闷、胸前有明显的压迫感、心跳过快或不规则；呼吸系统有呼吸困难或过度换气、喉头堵塞、窒息等症状；神经系统有头痛、头晕、眩晕、四肢麻木、感觉异常等症状；植物神经系统有心慌、发抖、面部潮红或苍白、多汗、肌肉跳动、全身无力、胃肠道不适等症状，有的患者还伴有人格解体和现实解体的体验。

惊恐障碍的首次发作常为自发的，开始急骤，症状在10分钟内迅速增加到高峰，发作持续时间一般持续20～30分钟，很少超过一个小时。然后可以自行缓解，或者以打哈欠、排尿、入睡等结束发作。

发作过程中由于伴有多种躯体症状，因此很容易被误诊。有调查表明，高达90%的惊恐障碍患者坚持认为他们没有心理问题，而是躯体问题，仅有11%的患者开始把他们的症状归为心理原因。巴朗格（Ballenger）博士报道过，惊恐障碍患者经常出现的躯体症状大约有12～14种，如胸部疼痛、心动过速、心悸等心脏方面的症状，因此容易被误诊为心脏病；上腹疼痛、腹泻等胃肠道方面的症状，因此容易被误诊为肠道激惹综合征。患者有时也会因相关症状去神经科、耳鼻喉科、肺科、产科、妇科等就诊。在鉴别诊断这部分将具体阐述如何将惊恐障碍与这些躯体疾病相区别。

（二）预期性焦虑

由于在惊恐发作时，所伴随的一系列症状使患者非常恐惧，即便是在发作间歇期，患者的情况完全正常，但是由于不能预期下次何时何地发作，因此大多数患者都会担心再次发作带来的痛苦，常处于精神紧张、焦虑不安的状态。这种在发作间歇期，患者常常对再次发作的预期症状的恐惧感被称为预期性焦虑。

（三）患者的求助和回避行为

在惊恐发作时，患者强烈要求立即、迅速地离开发病地点去医院救治。多数通过医院急诊科、内科治疗，如吸氧、服用速效救心丸、硝酸甘油等。

在发作间歇期，除了这种预期性焦虑（担心再次发作）外，无其他特殊异常表现。但是，经过一次惊恐发作，患者常终生难忘这种痛苦的经历。由于害怕再次发生类似症状，患者会尽可能回避惊恐发作的再次出现，产生躲避行为，常回避进入症状发作的同样情境。例如，刺激症状发作是在公共汽车上，今后患者无特殊情况绝不会再去乘坐公共汽车。因此，不少患者可能会因害怕再次发作而不敢单独外出，不敢去人多拥挤的场所，也不敢自己独立离家在外，不敢一个人去上班，更不敢长途旅行。有的患者还不让家人上班，让家人随时陪伴自己，以防再次发作时没人抢救。我们把回避人多拥挤的地方，或回避空旷地方的行为称为广场恐怖症。

也有一部分患者虽然患病多年，但不恐惧上街、购物、上班等，这种患者不伴有广场恐怖，称为"纯粹的"惊恐障碍。DSM－Ⅳ就根据是否伴有广场恐怖将惊恐障碍分为伴广场恐怖的惊恐障碍和不伴广场恐怖的惊恐障碍两类。

三、诊断标准与方法

（一）CCMD－3 的惊恐障碍诊断标准

《中国精神疾病分类方案与诊断标准（第3版）》（CCMD－3）有关惊恐障碍的诊断标准如下：惊恐障碍是一种以反复的惊恐发作为主要原发症状的神经症。这种发作并不局限于任何特定的情境，具有不可预测性。惊恐发作作为继发症状，可见于多种不同的精神障碍，如恐惧性神经症、抑郁症等，并应与某些躯体疾病相鉴别，如癫痫、心脏病发作、内分泌失调等。

1. 症状标准

（1）符合神经症的诊断标准。

（2）惊恐发作须符合以下4项：①发作无明显诱因、无相关的特定情境，发作不可预测；②在发作间歇期，除害怕再发作外，无其他明显症状；③发作时表现出强烈的恐惧、焦虑及明显的自主神经症状，并常有人格解体、现实解体、濒临恐惧或失控感等痛苦体验；④发作突然开始，迅速达到高峰，发作时意识清晰，事后能回忆。

2. 严重标准

病人因难以忍受又无法解脱，而感到痛苦。

3. 病程标准

在1个月内至少有3次惊恐发作，或在首次发作后继发害怕再发作的焦虑持续1个月。

4. 排除标准

（1）排除其他精神障碍，如恐怖症、抑郁症或躯体形式障碍等继发的惊恐发作；

（2）排除躯体疾病，如癫痫、心脏病发作、嗜铬细胞瘤、甲状腺机能亢进或自发性低血糖等继发的惊恐发作。

如何鉴别惊恐障碍与其他精神障碍、躯体症状，详细参考鉴别诊断部分。

（二）ICD－10 的惊恐障碍诊断标准

根据 ICD－10 的诊断标准，惊恐发作诊断依据为 1 个月内至少有 3 次发作，每次不超过 2 小时，发作时明显影响日常活动，两次发作的间歇期除害怕再发作外没有其他明显症状，并有以下特点：

（1）发作的情境中没有真正的危险；

（2）并不局限在已知或可预料的情境中（参见特定的恐怖症或社交恐惧症）；

（3）在惊恐发作间歇期几乎无焦虑症状（尽管常会担心下次惊恐发作）；

（4）不是生理疲劳、躯体疾病（如甲状腺机能亢进）或物质滥用的结果。

按照 DSM－Ⅳ，如果惊恐发作无法预料地突然发生（即不是对抑制的恐惧刺激的反应），并在 4 周内发作超过 4 次或在一次发作后的 4 周内持续担心另一次发作，那么就可诊断为惊恐障碍。ICD－10 的标准与此相似，但对病程的要求不那么精确，即发作必须反复出现，且与恐惧场景或物体无关，也不与明显的劳累或者暴露于危险及威胁生命的场景有关。

（三）DSM－Ⅳ的惊恐障碍诊断标准

美国精神病协会所制定的《精神障碍诊断与统计手册（第 4 版）》（DSM－Ⅳ）中有关惊恐障碍的诊断要点如下：惊恐障碍（间歇发作性焦虑）的基本特征是严重焦虑（惊恐）的反复发作，焦虑不局限于任何特定的情境或某一类环境，因而具有不可预测性。如同其他焦虑障碍，占优势的症状因人而异，但突然发生的心悸、头痛、哽咽感、头晕、非真实感（人格解体或现实解体）是常见的。同时，几乎不可避免地继发有害怕会死亡、失去控制或发疯的感受。一次发作时间一般仅持续数分钟，但有的患者发作时间长些，每个患者的发作频率和病程都有相当大的变异性。处于惊恐发作中的患者常体验到害怕和自主神经症状的不断加重，这导致患者十分急切地离开所在的场所。如果这种情况发生在特定的情境，如在公共汽车上或置身人群中，患者以后可能会回避这些情境。同样，频繁的、不可预测的惊恐发作可导致患者害怕独处或害怕进入公共场所。一次惊恐发作常继之以持续性的害怕再次发作。

1. DSM - Ⅳ的诊断标准

（1）兼有以下症状：①反复发生无法预期的惊恐发作；②一次发作以后一至几个月内至少存在以下一项：担心再度发作；忧虑发作所产生的影响和后果（如失去控制、心脏病发作、将会发疯）；与发作有关的行为显著改变。

（2）惊恐发作不是由活性物质（如成瘾药物、处方药物）或躯体情况（如甲状腺机能亢进）的直接生理效应所致。

（3）惊恐发作不能归因于其他精神障碍，如社交恐惧症（如害怕暴露于社交情境）、特定恐怖症（如害怕暴露于特定的恐怖情境）、强迫障碍（如对污染有强迫观念的病人接触脏物的反应）、创伤后应激障碍（如对与严重应激因素有关的刺激的反应）、离别性焦虑障碍（如对离开家庭或亲人的反应）。

2. 惊恐发作的诊断标准

惊恐发作是患者在一段时间内出现极度害怕或不舒服的症状，有下列4种以上症状突然发生，并在10分钟内达到顶峰，可诊断为惊恐发作。

（1）心悸、心慌或心率增快；

（2）出汗；

（3）全身发抖或颤抖；

（4）呼吸急促，觉得气短或气闷；

（5）窒息感；

（6）胸痛或不舒服；

（7）恶心或腹部难受；

（8）感到头晕、站不稳、头重脚轻或晕倒；

（9）环境解体（非现实感）或人格解体；

（10）害怕失去控制或将要发疯；

（11）害怕即将死亡；

（12）感觉异常（麻木或刺痛感）；

（13）寒战或潮热。

3. 广场恐怖症诊断标准

惊恐障碍根据有无伴发广场恐怖症可以分为两类，接下来介绍一下广场恐怖症的诊断标准。

（1）处于难以逃脱（或令人尴尬）的场景和情境，或在此场合和情境中无法获得帮助时，产生突如其来的、带有预先情境倾向的惊恐发作或类似惊恐发作的症状。广场恐怖发生的情境一般有：单独待在家外面时，在拥挤的人群中，站着排队时，站在桥上以及坐巴士、火车或汽车出行时。

（2）回避某些情境（如旅行），或在某些情境下需要忍受明显的痛苦，或需要忍受对惊恐发作或类似惊恐症状的担心，或需要他人的陪伴。

其他精神障碍并不能很好地解释焦虑或惊恐回避，如社交恐惧（例如，因为担心自己尴尬，所以回避社交场合）、特定的恐怖（仅限于逃避单一的情境，如电梯）、强迫性障碍（例如，那些对脏东西有强迫症的人会回避脏的场合）、创伤后应激障碍（例如，回避与严重应激源有关的刺激）、分离性焦虑障碍（例如，避免离开家庭和亲人）。

（四）诊断思路

虽然惊恐障碍被归类在精神病的范畴，但约50%患者首次都会在综合医院急诊室就诊，90%以上的患者先去看内科，很少先去看精神科，综合医院医师的警觉性和对该病的认识是减少误诊的关键。迄今为止，惊恐障碍的诊断完全依赖临床症状，没有可供参考的客观标准。在DSM－Ⅳ诊断标准的补充说明中，尤其强调在作出诊断之前，需要排除药物、酒精和全身器质性疾病引起的类似惊恐症状的发作。请心内科、神经内科、呼吸内科医师排除心脏及呼吸和神经系统的器质性疾病是必要的，在排除了内科和神经科的情况下，再考虑诊断为本病是基本的诊断思路。

四、鉴别诊断

有研究表明，以往关于惊恐发作的体验是相同的，或惊恐发作是由恒定的惊恐症状群组成的观点有失偏颇。惊恐发作的临床症状可能会因人而异，同一个人每一次发作的临床表现也可能不尽相同。由于这些临床症状的变化，导致惊恐发作的患者常常在通科医生处就诊，并一而再、再而三地误诊，导致医疗卫生资源的大量浪费，延误疾病的诊断和延长患者的病痛。惊恐障碍常常被基层医疗机构的医生误诊。

惊恐障碍为什么会误诊？研究表明，如果病人把他们的抑郁、焦虑作为主诉陈述时，他们获得正确诊断的机会在95%；而病人初诊时，如将躯体症状作为主诉陈述，获得正确诊断的机会只有48%。这种对症状的描述带有强烈的躯体色彩的模式被称为症状躯体化，这是该领域诊断上的一个主要的困境。另外，问题就在于绝大多数（90%）惊恐障碍的病人主要报告他们的躯体症状，这些病人在得到正确诊断之前，常常在一般医疗机构找10个以上的医生看过，花费了10年以上的时间。大多数惊恐障碍患者首诊均在综合性医院就诊，因此，家庭医生、心内科医生、消化科医生以及其他科专家均有必要熟悉惊恐障碍的症状和体征，并注意鉴别诊断。

在这一部分就将具体地介绍如何鉴别惊恐障碍与其他易误诊的躯体疾病和精神疾病。

（一）惊恐障碍与躯体疾病的鉴别

惊恐发作是惊恐障碍的主要临床表现，但是，惊恐发作经常会继发于其他躯体疾病。躯体疾病所致的惊恐发作有：首先，有多种内科疾病可以有焦虑的表现，尤其是以心血管疾病（如二尖瓣脱垂、心律失常）和内分泌疾病（如甲状腺机能亢进、低血糖）较为多见。有些药物（如激素）也会引发惊恐发作，如过量使用治疗哮喘的药物以及过量使用或突然停用咖啡、毒品、酒精都可出现惊恐发作。癫痫也可能有类似的临床表现。因此，全面详细地收集病史，仔细的体格检查和上述实验室检查是必不可少的。一旦查出可以解释当前病情的躯体疾病，应对原发病进行治疗。

因此，在对惊恐障碍进行诊断之前，要先排除一些有类似症状的躯体疾病：心血管疾病（如二尖瓣脱垂、心绞痛、心肌梗死、心衰、高血压、心律失常），呼吸系统疾病（如哮喘、过度换气、肺栓塞），神经系统疾病（如脑血管意外、癫痫），内分泌疾病（如甲状腺机能亢进、低血糖、嗜铬细胞瘤、阿狄森病、糖尿病），药物中毒（如安非他命、抗胆碱能药物、可卡因、致幻剂、尼古丁、茶碱、大麻），药物戒断（如酒精、镇静催眠药物、抗高血压药、海洛因）。

在排除上述这些躯体疾病的过程中，一般需要做的检查有：①一般常规检查，如血常规、肝、肾功能等生化检查。②心电图、动态心电图、心脏超声波检查排除心脏病。惊恐障碍患者通常表现为突然出现的头晕、心慌、心脏剧烈跳动、呼吸困难、出汗、极度恐惧、濒死感，类似心绞痛或心肌梗死发作症状，患者常到心内科急诊。③甲状腺功能检查三碘甲状腺原氨酸，总血清甲状腺素（TT3/TT4）、促甲状腺素（TSH）、游离三碘甲状腺原氨酸（FT3）、游离甲状腺素（FT4）检查，排除甲状腺机能亢进等躯体疾病。④血糖检查，因为低血糖发作时也会表现出心慌、头晕、出汗、呼吸困难甚至晕厥等症状，发作时检查血糖有助于排除低血糖等疾病。⑤神经系统检查，如头颅 CT、脑电图检查。癫痫发作时表现多种多样，有时也会有类似表现。不过癫痫发作多存在意识障碍和躯体损伤，有助于鉴别。⑥了解患者最近服药史，并做药物定量检查，因为有些药物也会诱发焦虑表现。

那么，在诊断惊恐障碍之前如何排除这些躯体疾病，这些躯体疾病与惊恐障碍症状的区别在哪里？为了能让读者更容易将这些躯体疾病与惊恐障碍相区分，接下来具体介绍惊恐障碍与这些躯体疾病症状的区别。

1. 与心脏病相鉴别

不能识别惊恐障碍，在心脏科医生中表现得最为显著。一个非典型胸痛的病人，在冠状动脉疾病方面的检查呈阴性时，极有可能患有惊恐障碍。乌尔森（Wuhlson，1988）的研究资料提示，因胸痛到急诊科就诊的病人中，16%的人实际上有惊恐障碍，其中43%的人符合惊恐发作的诊断标准。在拉瑞恩（Larain，1996）另一项研究中报告，临床上90%的胸痛病人有惊恐障碍。卡特（Carter，1992）的发现最令人注目，他报告在一所大学医院的心内科病房的住院病人中，几乎30%的人有惊恐障碍而无冠状动脉疾病的证据。在冠状动脉疾病检查呈阴性的病人中，55%的人有惊恐障碍。卡尔顿（Katon，1990）认为，在胸痛的病人中，80%以上的人找不到器质性原因；甚至在经医生挑选后去做冠状动脉造影术的病人中，10%～30%的人几乎找不到冠状动脉疾病的证据。研究显示，在心脏检查结果呈阴性的病人中，惊恐障碍是胸痛的一个常见病因。惊恐障碍也可以伴随冠状动脉疾病发生，由于更频繁的胸痛发作，可以导致冠状动脉疾病的生理状况恶化。马库维茨等（Markowitz et al.，1989）索引 Beitman 的资料认为，59%惊恐障碍病人因为非典型的胸痛而到心脏内科就诊。

惊恐发作与心脏病发作的鉴别要点：①惊恐发作的疼痛性质较剧烈，定位在整个心脏，呼吸或按压胸口常加重疼痛，疼痛常持续5～10秒；心脏病发作的疼痛时有时无，如果存在疼痛，一般多为压榨感（像有块石头压在胸前），多定位在前胸上中1/3处，可延伸到左臂、颈和肩部，呼吸或按压胸口通常有持续疼痛，一般超过5～10秒。②惊恐发作的针刺或麻木感通常是全身性的；心脏病发作的针刺或麻木感常出现在左上肢。③惊恐发作时呕吐比较少见；而心脏病发作时呕吐比较常见。④惊恐发作时，常在惊恐发作之前出现过度换气；心脏病发作本身不会造成过度换气，但可能在心脏病发作后开始出现惊恐发作，但从未出现过度换气。⑤惊恐发作是心率加快，但心电图大致正常；而心脏病是心脏的特征性改变，是器质性的。

2. 与消化系统疾病相鉴别

在消化科病人中，未被识别的惊恐障碍的患病情况也令人注目。利迪亚德等（Lydiard et al.，1993）的研究表明，在临床特征十分明显的应激性肠道综合征的病人中，有29%的病人符合惊恐障碍的诊断标准。对这部分病人按惊恐障碍治疗，应激性肠综合征一般也会得到缓解。利迪亚德等（Lydiard et al.，1994）的临床经验和研究报告提示，在惊恐障碍病人中有较高的胃肠道症状的患病率，在应激性肠道综合征和功能性胃肠综合征的病人中有较高的惊恐障碍的患病率。已有数项研究报告表明，在惊恐障碍的病人中，消化系统溃疡的患病率增加。

3. 与神经系统疾病相鉴别

癫痫表现为突然发生的短暂性脑功能异常，有反复发作的倾向。根据发作时的表现，可分为癫痫大发作、小发作、局限性发作和精神运动性发作。癫痫大发作有一个几秒钟的先兆期，然后出现全身的肌肉都强直痉挛的抽搐期，最后出现昏睡的症状。癫痫大发作虽也呈发作性表现，但与惊恐障碍有根本的区别，具体表现在以下方面。

（1）癫痫大发作表现为全身肌肉的阵发性强制性收缩和颤抖，发作时意识不清，所以在意识不清的情况下会出现摔伤、咬破舌头或口唇现象，有时也不能回忆当时的情况，脑电图检查出现异常波形。

（2）惊恐障碍表现为突然发作的心跳加快、心慌、头昏；有濒临死亡的恐慌，也会出现咽喉部的梗塞、喘不上气、憋气、胸闷等感觉。惊恐发作时意识清晰，不会出现摔伤、咬破舌头或口唇，无事后不能回忆的情况；无全身肌肉的阵发性强直性收缩等症状。

4. 与内分泌系统疾病相鉴别

（1）嗜铬细胞瘤。

嗜铬细胞瘤是一种发生于肾上腺的髓质，或交感、副交感神经节上的嗜铬细胞瘤，大多数为良性肿瘤，临床少见。嗜铬细胞瘤会有高血压症状群及代谢紊乱症状群，症状的发作可在精神刺激、剧烈运动、流体受挤压时出现，症状表现为：①血压骤升；②心跳加快、表情焦虑、头部及四肢震颤、全身多汗等；③喘不过气、胸闷、气短、腹疼等；④精神极度紧张、焦虑恐惧、疲乏无力等。医学体检、药理学试验、放射性和化学检验都呈现阳性的病理性结果。

嗜铬细胞瘤的发作表现虽很像惊恐障碍，但惊恐障碍的医学体检、药理学试验、放射学和化学检验都呈正常的非病理性结果，惊恐障碍的发作不局限于任何特定的情境，也不一定出现在特定时间，因而具有不可预测性。两者有根本的差异。

（2）甲状腺机能亢进。

甲状腺机能亢进是一种常见疾病，系甲状腺分泌甲状腺激素过多所致。本病与惊恐障碍的相似之处是甲状腺机能亢进的患者也会有精神紧张、焦虑、烦躁不安的精神症状，同时也有心动过速、多汗等临床症状。两者区别在于：甲状腺机能亢进在医学体检、化学检验中都出现阳性的病理性结果，也有甲状腺肿大、心律不齐等症状和体征；而惊恐障碍在体检、化学检验等方面为正常，也没有阳性体征。

（3）自发性血糖过低。

自发性血糖过低症是一组因多种原因引起的血糖低于 55mg/dl 以下的躯体症候群，可由精神性厌食、大量剧烈运动、糖尿病、肝病等引起。当各种原因引起血糖过低时，会出现恐惧、慌乱、健忘等症状，也会出现心动过速、心慌气短、血压偏高、脸色苍白、出虚汗、软弱无力等症状。此时，血糖监测低于 55mg/dl 以下可确诊，口服糖块、葡萄糖粉、静脉注射葡萄糖液可使症状的发作迅速缓解。惊恐障碍患者处于饥饿状态时也会出现以上情况，但吃饱后的惊恐障碍患者在出现惊恐发作时，血糖监测正常，口服、静脉注射葡萄糖液也不能使症状有所缓解。两者区别还在于发病原因、躯体检查结果的不同。

（二）惊恐障碍与其他精神疾病的鉴别

排除躯体疾病后，还必须与其他精神障碍所致的惊恐发作鉴别，惊恐发作还可见于疑病症、广泛性焦虑障碍、恐怖性焦虑障碍、抑郁障碍中。

1. 疑病症

惊恐障碍患者通常在症状出现时担心自己患了心脏病，反复去医院检查。但是，患者对自身健康过于关注的表现是对躯体不适感的一种心理反应，而不是疑病观念。相对于疑病症患者而言，惊恐障碍患者比较容易接受医生的解释和检查结果。此外，惊恐障碍呈发作性病程，发作时焦虑的强度远远大于疑病症，而疑病症为慢性迁延病程，没有明显的间歇期，因此可根据这点来鉴别。

2. 广泛性焦虑障碍

广泛性焦虑以持续的原发性焦虑为主要表现，经常或持续出现无明确对象和固定内容的恐惧、提心吊胆，常伴有自主神经症状或运动性不安。有些患者偶尔也会有一次惊恐发作，此时不应诊断为惊恐障碍；若患者反复发生非预期性惊恐发作，应同时给予两个诊断，即诊断为广泛性焦虑和惊恐障碍共病。

3. 恐怖性焦虑障碍

惊恐发作可能出现在恐怖性焦虑障碍（多为广泛性恐怖症）中，但这些恐怖障碍中的惊恐发作是可以预测的，即仅发生在特定的刺激或情境中，这种情况下就不能作出惊恐障碍的诊断；只有不可预测的惊恐发作才可作出惊恐障碍的诊断。由于 DSM－Ⅳ 对惊恐障碍的分类不同于 ICD－10，所以根据惊恐障碍和广场恐怖症之间可能存在的不同关系，在 DSM－Ⅳ 中的诊断也会有所不同。下表列举了惊恐障碍与广场恐怖症的区别。

表 2－1　惊恐障碍与广场恐怖症的区别

区别＼名称	惊恐障碍	广场恐怖症
惊恐发作的性质	非预期性	由外界情境决定惊恐发作，可预期性
恐惧的情景	不局限于任何特定的情境	特定情境，如广场、拥挤的场所、交通工具（如拥挤的船舱、火车车厢）等
恐惧的原因	无	过分担心在特定情境中没有即刻能用的出口，害怕难以逃离现场或出丑
救助或回避行为	有	有

表 2－2　DSM－Ⅳ 中惊恐障碍与广场恐怖症的相互关系及诊断

诊断	非预期惊恐障碍	广场恐怖发作
伴广场恐怖症的惊恐障碍	有	有
不伴广场恐怖症的惊恐障碍	有	没有
无惊恐障碍史的广场恐怖症	没有	有

惊恐障碍也可能出现在其他恐怖症中，如社交恐惧症或特定的恐怖症（如动物恐怖症）。在这些恐怖障碍中惊恐发作可被预测，仅发生在特定的刺激或情境中，这种情况下就不能作出惊恐障碍的诊断；只有不可预测、无特定情境出现的惊恐发作才可作出惊恐障碍的诊断。出现惊恐障碍后，患者因为担心再次发作或者担心发作时得不到及时的帮助，或者担心出丑，可能会回避一些场所。所以在诊断惊恐障碍的同时，要注意有无继发性广场恐怖症的现象存在。

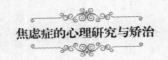

4. 抑郁障碍

抑郁障碍以持续的心境低落为核心症状，同时伴有以下集中表现：联想困难或自觉思考能力下降；自我评价过低、自责或有内疚感；兴趣减退、无愉快感；精力减退或常常觉得疲倦；失眠、早醒；食欲减退或体重明显减轻；性欲减退；反复出现想死的念头或有自杀、自伤行为等。虽然在抑郁障碍的病程中也可以出现惊恐发作，并担心再次发作，但其并不是核心症状；同时，抑郁也可继发于惊恐障碍。值得提出的是，惊恐发作是相对短暂的，形容自己"整天惊恐"的患者实际上是处于非常焦虑的状态而并非惊恐发作。

另外，在出现惊恐发作后，很多患者会有抑郁的情绪反应。对症状的担心、恐惧，疾病对生活和工作的影响，对疾病预后的悲观都会使患者产生抑郁症状，必须与抑郁症相鉴别。鉴别时要了解症状发生的先后顺序，如果抑郁症状继发于惊恐障碍，而且一旦惊恐障碍得到有效控制，抑郁症状也随之减轻消失，可排除抑郁症。不过惊恐障碍与抑郁症共存者也不少见，如果同时满足抑郁症的诊断标准，依照疾病的诊断等级原则，应首先诊断为抑郁症。当然，也有人提出共病的概念。

最后要说明的是，惊恐障碍是一个独立的疾病，属于神经症的一种精神障碍，它与其他精神障碍如抑郁症、精神分裂症、强迫症等一起属于精神科疾病。惊恐障碍不会变成其他的精神疾病，如精神分裂症；反之，其他的精神疾病也不会变成惊恐障碍。但是，临床上可以发生两种精神障碍同时在一个患者身上出现，或者由于认识的过程，有时在不同时段会出现不同的诊断。

（三）在鉴别诊断中值得注意的问题

据报道，惊恐障碍可与其他精神障碍共存，主要包括抑郁症（50%）、自杀、社交恐惧或特发性恐怖症（30%）以及酒精依赖。1/3 的患者有广场恐怖，称为伴广场恐怖的惊恐障碍。不过，在临床上通常只做一种疾病诊断。

另外，惊恐障碍作为一组综合征，可以见于多种精神疾病。如果精神病（如抑郁症、躯体形式障碍、人格解体障碍或精神分裂症等）的诊断已经成立，对它们出现的继发性的惊恐发作，不再单独进行诊断。

五、病因研究

惊恐发作的发生是多种因素共同作用的结果，这些因素的组合因人而异。然而，认识到这些因素是共同起作用并逐渐导致惊恐发作是很有益处的。迄今为止，惊恐障碍的确切病因尚未探明，其病因及发病机制主要涉及生物学因素、遗传因素和社会心理因素三个方面。

（一）生物学因素

1. 引发惊恐障碍的化学物质

由于可引起惊恐发作的化学物质多种多样，故很难确定一个单独的共同机制，但大致可分为两类：一类可以诱发明显的呼吸症状，包括乳酸钠、二氧化碳、碳酸氢盐、异丙肾上腺素和多沙普仑等，这些药物引起的惊恐发作更类似于自发性惊恐发作，通过造成神经生理功能障碍而直接引发惊恐。另一类很少诱发呼吸症状但有激活下丘脑—垂体—肾上腺（HPA）轴的作用，如育亨宾、聚氯苯哌嗪（mCPP）、芬氟拉明等，这些药物能引起更广泛的焦虑或预期焦虑，通过造成身体极度紧张而使患者趋于惧怕，从而导致惊恐。胆囊收缩素受体激动剂既能诱发明显的呼吸症状，也能引起 HPA 轴的明显激活，因而具有上述两种药物的作用。

2. 惊恐障碍的病理生理学机制

关于惊恐障碍和呼吸功能的关系，临床和实验室研究都发现惊恐障碍有着呼吸生理功能的异常，提示异常的呼吸控制机制可能是该病的一个原因，但两者之间的联系尚未弄清。目前认为，惊恐障碍患者相对于其他焦虑障碍患者及正常对照人群，有着较高的呼吸频率、潮气量、每分钟通气量和较低的二氧化碳水平，有着更低的心跳变异率（与患者呼吸稳态维持功能的下降和自主神经功能的不稳定密切相关）。

惊恐障碍的生化发病机制主要包括两方面：神经递质假说和神经内分泌功能紊乱假说。前者主要包括 5 - 羟色胺系统（5 - HT）和去甲肾上腺素系统功能亢进、γ - 氨基丁酸功能不足等假说，后者主要包括下丘脑—垂体—肾上腺轴、下丘脑—垂体—性腺轴的活动异常，如促肾上腺皮质激素与皮质醇分泌亢进、地塞米松抑制实验脱抑制、催乳素水平升高等。

（二）遗传因素

本病的遗传学研究已涉及许多方面。在家系调查中，克罗（Crowe）报道，在惊恐障碍患者的一级亲属中，该病的终身患病率为 15% ~ 25%，提示遗传因素可能在本病的发病中起一定作用。在惊恐障碍患者的直系亲属中，惊恐障碍的发生率为 17.3%；而在健康对照者的直系亲属中，惊恐障碍的发生率为 1.8%。一项有关惊恐障碍患者的研究发现，惊恐发作患者的同卵孪生兄弟或姐妹，有31%也同样出现惊恐发作；惊恐发作患者的异卵孪生兄弟或姐妹，则无一人出现惊恐发作。托格森（Torgersen）曾报道本病单卵双生子同病率为双卵双生子的五倍。另一项有关人口的研究发现，当精神科医生根据搜集的资料作出诊断时，同卵所生的孪生儿中约23.9%有同样的惊恐发作；相比之下，异卵所生的孪生儿中只有10.9%有同样的惊恐发作。这些结果进一步表明，遗传因素是惊恐障碍的病因之一。

当然，惊恐障碍在某些家族中比较多见，这提示患者可能具有某种基因的特异质。这种特异质是归因于惊恐障碍患者自身的特点，还是由于过度活跃的生理反应（如过度换气等），抑或是归因于个体易对身体症状作出恐惧反应的人格特征，目前尚未有明确结论。

不同的个体有着不同的神经类型，其中有的神经类型对于焦虑是易感的，表现为对外界的刺激较为敏感，反应强度较大，反应持续时间较长，反应恢复也较慢，易于出现焦虑和惊恐障碍。早期的假设认为，慢性过度换气者容易出现惊恐倾向，是因为他们要比其他人群更有可能体验到由于过度换气所诱发的感觉（头晕目眩等），使他们产生害怕，从而进一步引发换气过度、遭受惊恐，如此交互影响，直至导致真正的惊恐发作。然而，大多数的后续研究表明，惊恐发作患者常常不是慢性过度换气者。虽然主动的过度呼吸可导致惊恐发作是明确的，但目前还不能证明不自主的过度换气会引起惊恐障碍。由于惊恐障碍患者吸入二氧化碳后比对照组更容易出现惊恐发作，因此可认为惊恐障碍患者对窒息感非常敏感，并表现为惊恐焦虑。在临床上，过度换气往往是惊恐发作的常见症状，若过度换气伴随惊恐发作，其他症状也有可能会加剧。

另外，惊恐障碍患者的人格也存在一定的倾向性。卢乐萍等采用临床症状自评量表和艾森克个性问卷对84例惊恐障碍患者进行心理状况及个性结构评估，发现惊恐障碍患者心理健康水平明显低于对照组，以焦虑、抑郁、强迫、躯体化、恐怖等为主。个性特征中精神质得分和内外向性得分明显高于对照组。个性结构特征有明显的神经质倾向，情绪不稳定。

（三）社会心理因素

1. 心理因素

认识假说是基于有惊恐发作的焦虑患者比没有惊恐发作的焦虑患者更为担心严重的躯体或心理疾病的出现而提出的（Hibbert，1984），也就是说惊恐障碍在很大程度上就是患者自己"对恐惧的恐惧"。也有人提出惊恐障碍中焦虑是螺旋式上升的，焦虑的躯体症状激活了患者对疾病的担心，由此导致了更多的焦虑（Clark，1986）。

关于惊恐障碍是"对恐惧的恐惧"这一假说，主要有三种观点。

第一种观点支持巴甫洛夫关于惊恐发作形成的内感受的条件发射学说。最初的惊恐发作引发了若干具体的躯体感觉（如心悸、气促等），这些躯体感觉作为条件性刺激导致随后的惊恐发作。

第二种观点认为，惊恐发作是因为人们对某些良性的躯体感觉作出了灾难化的误解，将其当做是心理或生理上大难临头的先兆。例如，患者会把心悸误解成心脏病即将发作而非常焦虑，从而加重了恐惧的感觉，并积累到惊恐发作的程度。

第三种观点强调，并非每个人都会对自己的躯体感觉作出恐惧的反应，只有具有焦虑性敏感的个体才往往比其他人群更容易对躯体感觉作出惧怕的反应。焦虑性敏感作为一种有个体差异的变量，是构成惊恐障碍的认知风险因素。它与特质焦虑在概念和个人体验上均存在差异。特质焦虑是指对范围广泛的潜在应激源作出恐惧反应的倾向，而焦虑性敏感则是指对那些与焦虑有关的躯体感觉作出恐惧反应的特定倾向。值得注意的是，在焦虑性敏感指数（该变量的一种问卷测试）上得高分的人，即使他们没有惊恐发作的病史，其反应表现和惊恐障碍患者对生物刺激（如吸入二氧化碳）的反应一样。这些研究结果表明，对刺激的恐惧反应是恐怖症状的一种标志，但不是惊恐障碍本身的一种标志。纵向研究表明，在焦虑性敏感指数上得分较高的人，其患惊恐障碍和其他焦虑障碍的风险也较高。

2. 早年经历

有研究显示，惊恐障碍患者在既往的成长过程中有过创伤性的经历，如儿童期有分离性焦虑、亲密人际关系的丧失、期望值的显著改变等使患者处于持续性压抑愤怒的状态，导致了后来的惊恐发作。

许多惊恐障碍的患者，在儿童期都曾有过分离性焦虑障碍。在拉斯金（Raskin）的报告中指出，16 岁的惊恐障碍患者有 8 人在 10 岁以前经历过与父母的分离，分离时间可持续几个月或更长。拉斯金认为，儿童期的分离性焦虑是导致患者惊恐发作症状出现的原型。法瑞维利（Farevelli）等报告在 31 名广场恐怖伴惊恐发作的患者中，65% 的人早期经历过严重的不良生活事件，其中主要是与父母一方的分离，经历早期不良生活事件的比例明显高于正常对照组。他们指出，患者在四岁以前经历的生活事件无重要意义，因为这一时期儿童的认知功能还未完全发育成熟。

一般来说，早期有分离性焦虑的惊恐障碍患者，其儿童期家庭环境大多是不正常的，在这种不正常家庭环境中长大的儿童，由于缺乏持久而稳定的照顾，不能很好地调节其焦虑和其他负性情绪，他们会认为在危险的时候得不到支持，这就导致了惊恐性焦虑和抑郁反应的出现。

国外调查了 51 名惊恐障碍患者最近 6 周的生活事件情况发现，47% 的患者有重大人际关系的丧失。有回顾性研究发现，惊恐障碍患者比正常对照者更多地报告有童年创伤性经历，如父母早逝、与父母分离、童年患病史、父母酒精滥用、家庭暴力、性虐待等，但两者之间的关系还需要作进一步研究。

3. 生活事件

惊恐障碍患者在起病前一段时间内所经历的生活事件，可能是本病发作的一个重要诱因。法瑞维利（Farevelli）通过对惊恐障碍患者和正常人的对照研究发现，惊恐障碍患者在起病前一年内所经历的生活事件数量及其生活事件量表分皆高于正常对照组，且这些生活事件多集中于起病前的一个月内。在他们的调查中，29 名患者有 19 人至少经历一次严重的不良生活事件，其中主要是与患者关系密切的亲友死亡或重病。法瑞维利（Farevelli）认为，亲友的重病及死亡给患者造成的惊恐和失落感是本病的一个诱发因素。但是，在罗伊—伯恩（Roy－Bgrne）的调查中，发现惊恐障碍患者在起病前一年内经历的生活事件数量及其客观评分与正常人无明显区别，然而患者对所经历的生活实践具有更强的负性主观感受，如亲友的死亡、自身健康的变化及居住环境的改变等，可使患者在主观上感到失去控制，导致无望和自我评价降低。因此，他们认为，生活事件对惊恐障碍的诱发作用，不仅取决于这些事件的客观存在，更重要的是他们对患者的心理、情绪所造成的不良影响。

4. 消极的应对方式

有人认为消极的应对方式与惊恐障碍的发生有一定的关系，但目前这方面的研究报道很少。在应对方式与神经症患者的心理健康水平的调查中显示，应对方式与焦虑、恐怖因子呈负相关，应对方式越消极，焦虑、恐怖感越明显。另外，应对策略是人格特征的具体表现方式，神经症患者存在不同程度的人格缺陷，其人格特征对应对过程认知和应对行为有影响。故惊恐障碍与应对方式的关系还值得进一步研究探讨。

5. 家庭环境

融洽的家庭环境，温暖的父母感情，父母与子女之间的相互理解是子女心理正常发展的重要条件。国内外的研究显示，父母的养育方式对子女的人格发展、心理健康有着不可忽视的影响，不当的养育方式易使子女形成难以适应社会的不良人格特征，为神经症的产生提供了病前人格基础。有学者研究认为，焦虑症患者表现出对父母过度的依赖，而父母更多地表现出对子女的挑剔、控制。虽然关于惊恐障碍患者的父母教养方式目前未见报道，但其发病与其不良的父母教养方式有很大程度相关，两者之间的关系有待于进行进一步的科学研究。

六、病程与预后

科勒等（Keller et al.，1994）报告一组经过治疗的惊恐障碍患者，如果合并有广场恐怖，治疗结束时39%的人症状缓解，一年之后缓解率下降到17%，大约有1/3的病人在一年之内复发。在马萨诸塞州综合医院惊恐障碍的纵向研究中，在两年的随访期的某一阶段有大约50%的人有所缓解，其中21%的人持续缓解，14%的人多次复发和缓解交替发作，15%的人在长时间复发后缓解；另外50%的人症状持续存在。

有研究者对惊恐障碍患者进行了6~10年的随访后发现，约30%的患者无症状；40%~50%的患者病情改善，但有残留症状；20%~30%患者的症状与原来差不多或稍有恶化。

根据美国4年随访结果显示，31%可获痊愈，50%为慢性复发性轻型病程，而19%演变为严重的慢性病程，因此预后并非十分乐观。

此外，有无自杀企图也是预后很重要的方面，单纯的惊恐发作自杀的患病率仅7%，合并抑郁可高达20%。据科里尔等（Coryell et al.，1982）的研究报道，惊恐障碍患者的非自然原因死亡率和男性因心血管疾病所致的死亡率均高于一般水平。

波拉克等（Pollack et al.，1997）报告，对经过治疗的惊恐障碍病人的纵向病程的研究表明，儿童期的焦虑障碍与成年后发生的广场恐怖性回避有联系。也就是说，对处于焦虑障碍危险的儿童进行早期干预有利于减轻成年后的恐怖性回避，以及预防成年后焦虑和广场恐怖的同病率。另外，病前性格无明显缺陷、社会功能良好、症状出现时间相对较短以及求助愿望强的患者预后较好。

从上述研究结果可以看出，很大一部分的惊恐障碍患者具有焦虑和抑郁的长期波动性病程（Roy–Byrne & Cowley，1995），而且大约有35%的患者经历一个波动起伏的过程，表现为常有惊恐发作，病情时好时坏，因此患者的维持治疗十分重要。

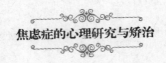

（一）维持治疗的时间

虽然对惊恐障碍应维持多长的治疗时间意见不一，但大多数学者认为至少应在惊恐发作完全控制后持续 6~12 个月。瑞克斯（Rickles）认为急性期治疗后应维持治疗 8 个月。也有些学者认为至少需要 6 个月的维持治疗，不同的患者可能需要不同的维持治疗期。科勒（Keller）也认为病程长者社会功能损害大，并认为 40% 惊恐障碍患者需要一年维持治疗，而 20%~40% 患者需要更长的时间维持治疗。

波拉克（Pollack）认为惊恐障碍预后差的因素有总病程长、伴广场恐怖症、伴社交恐惧症。利波维茨（Liebowitz）认为惊恐障碍预后差的因素有合并广场恐怖症、抑郁、人格障碍等，并且认为惊恐发作的严重程度及次数对预后影响不大。

（二）维持治疗药物

以前，治疗惊恐障碍患者常选用高效价苯二氮䓬类药物（如阿普唑仑、氯硝安定）或三环类抗抑郁剂（如丙咪嗪、氯丙咪嗪等）。瑞克斯（Rickels）用阿普唑仑及丙咪嗪对 160 例惊恐障碍患者进行 2 个月急性期治疗及 6 个月维持治疗，采用双盲对照法，发现阿普唑仑的效果比丙咪嗪好，患者对阿普唑仑的依从性也比丙咪嗪好，丙咪嗪组因不良反应退出研究的显著多于阿普唑仑组。波拉克（Pollack）用双盲对照法对 25 例惊恐障碍患者进行的研究显示，万拉法新治疗 8 周后患者都有显著改善，中途退出者较安慰剂组少。里贝罗（Ribeiro）用米氮平及氟西汀对患者治疗数周，采用随机双盲对照、弹性剂量的研究方法，结果发现两者总体相似，但米氮平的焦虑减分率较氟西汀更显著。多数学者认为，对惊恐障碍急性期治疗有效的药物在维持治疗时同样有效。

丁螺环酮虽然对治疗广泛性焦虑有效，但目前多数研究认为，它没有抗惊恐障碍的作用。希恩（Sheehan）在双盲对照的治疗中发现，丁螺环酮组疗效显著差于阿普唑仑组，仅仅与安慰剂组相当。

（三）维持治疗的剂量

马维萨卡连（Mavissakalian）认为，丙咪嗪在长达 12 个月的维持期使用时，剂量只需急性期治疗的一半，效果良好。柯蒂斯（Curtis）对 181 例患者在 8 周的急性期治疗后进行维持治疗研究，采用双盲对照的方法将患者分成 3

组：阿普唑仑组、丙咪嗪组及安慰剂组，维持治疗 8 个月以上，发现与急性期治疗相比较，在维持治疗中对剂量不需要较大变动，且病人在维持治疗中对不良反应渐有耐受的趋势而疗效仍然保持。瑞克斯（Rickels）的研究也有相同结果。伊曼纽尔（Emmanuel）发现，利用氟西汀半衰期长的特点，每周 1 次用药，维持治疗效果较好，而且对病人来说经济负担较小。

（四）心理治疗

关于认知行为治疗在惊恐障碍的维持治疗中的作用，不同学者意见不一。利波维茨（Liebowitz）认为它的效果不明显。巴洛（Barlow）却认为意义很大，甚至可能超过药物治疗。大多数人认为认知行为治疗在惊恐障碍维持治疗中，至少能增加患者对治疗的依从性，促进药物治疗的疗效。

心理治疗的时间比较长，取得疗效所需的时间也比较长。惊恐发作时心理治疗的效果不如药物治疗，但是在惊恐发作被控制后再进行心理治疗效果就较好。对于惊恐障碍，药物治疗的同时给予心理治疗可以提高疗效。常用的心理治疗有支持性心理治疗、行为治疗、认知治疗和森田治疗。

心理治疗时给患者解释惊恐障碍的性质，以减轻患者的思想顾虑，对增强患者治疗的信心非常重要。即使药物治疗能完全消除惊恐发作，患者仍可能有预期性焦虑和广场恐怖症，而行为脱敏疗法对这些症状是非常有效的。行为疗法常通过认知练习来处理焦虑并进行规范的肌肉松弛。在取得患者理解后，要求患者快速呼吸 30 秒，患者就会感到头晕、心慌、出汗等不适，这时让患者体会身体感觉与惊恐发作时的感觉是否相同。这个练习使患者明白自己的躯体不适感并不是什么疾病，在快速呼吸后也可以出现头晕、心慌等不适感。通过快速呼吸练习，患者可以明白一个道理：自己可以控制自己的症状。然后要求患者回家后每天做一次快速呼吸练习，并且记录身体的感觉（暴露症状）和症状减轻程度。

一般治疗两周后患者的焦虑情绪会有所改善，在上述治疗的基础上，每周进行一次门诊心理治疗，逐步帮助患者分析和认识自己的性格特点，分析对待事物的态度、看法和行为方式。上述因素与疾病的关系及其对症状的发生、发展的影响。帮助患者树立顺应自然的生活态度，学会忍受疾病的痛苦，积极行动，在这个过程中逐步将对自身的过度关注转移到对外界事物的关注，同时也提高了自身对焦虑的承受能力。最后，在疾病的恢复阶段，进一步指导患者将顺应自然的生活态度扩展到生活和工作中去，面对各种压力，积极努力应对，使其心理调适水平不断得到提高。

七、典型个案

（一）摘自毛春梅和张艳的《一例中学生惊恐发作的咨询案例报告》

1. 一般资料

求助者陈某，男，1992 年 5 月出生，某重点中学学生。2007 年在家休学一年，2008 年秋季复学。父母都是农民，文化水平较低，年纪较大，因父亲长期在外包工程，故家庭经济状况良好。有两个姐姐，比他大十几岁。父母特别想要一个男孩，曾有一个儿子不幸夭折，后来很不容易才有了陈某，因而对陈某非常溺爱，只在学习成绩上有点要求。陈某自幼身体健康，无重大疾病，父母双方家族均没有精神疾病史。陈某曾在扬州、南京、上海和北京等多家医院看过，没有效果。

2. 个人陈述

我觉得我的父母性格都比较固执，父亲很虚伪、很粗鲁。我在三年级时被送到寄宿制学校上学，我当时不想住校，哭得很厉害。小时候学习还不错。小学升初中时，因为没有考好被父亲打了一顿。上初二的时候，老师向我父亲告状，说我成绩下降了，父亲很粗鲁地打骂了我一顿。刚上高一时，因为在宿舍午休时看课外书，和班主任发生争执。家人知道后，开始批评我，后来就开始出现症状。2007 年在校园的操场上，不知怎么回事，忽然感到心悸，心脏跳动得特别快，感觉快要疯了，我感到极度恐惧。后查出心脏没有毛病。有时强迫自己不断写 A、B、C、D。很想和一个姓王的女生做一般的朋友，过生日时特别希望她来参加，可是她因为有事没有来，我就莫名其妙地开始抓起一把药吃了下去，之后被送到医院洗胃。后来被送到精神病院，开始休学。我在好多家医院看过，医院有的诊断为广场恐怖，有的诊断为强迫症，大多数医院的诊断是抑郁症。现在还服用抗抑郁的药。家人对我很好，我却觉得他们很烦，为此，我常常自责、内疚，有很深的负罪感。复学后觉得自己的注意力不能集中，很担心再像以前那样。我觉得自己善良、内向、没有主见、软弱，跟别人交往时总在讨好别人。常常心情不好，感到压抑、烦恼、害怕。想伤害别人或者动物，不想看到家人和同学。我特别想认真学习，但就是学不进去。不想上课，不想写作业。有时会想一些莫名其妙的问题，如宇宙是怎么形成的，人活着有什么意义等。有时反复想一些电影情景，反复构思一些小说。记忆力差，心跳很快，尤其是想到心跳快的时候。

3. 他人陈述

家人认为陈某小时候挺好的，反正他要什么就给他什么。什么都不要大人操心，只要他学习好就行了，搞不懂现在为什么会变成这个样子。原高一班主任认为陈某性格敏感脆弱，平时比较随意，心地善良。新班主任认为陈某学习态度认真，很关心集体，平时都挺好，看不出有什么异样，就是有的时候心情很糟糕，甚至在班上撕书发泄情绪。在经过两次心理咨询后，陈某狂吃药片再次发作。我找来了陈某曾经提过的女生王某。王某说陈某跟父母之间代沟很深，没有什么沟通，陈某在初中的时候就喜欢把自己一个人关在房间里。王某知道他最喜欢看电影，也很喜欢自己。"有一次，陈某到了我家，他对我奶奶说，想跟我交朋友，被我奶奶拒绝，当时他就发作了，蹲在那里，浑身颤抖，抱着头，非常痛苦。我躲到了亲戚家不敢回家。后来过了十几分钟他就好了，然后就自己回家了。还有一次回家，在汽车西站，他想给我听 MP3，我婉拒了他，当时他又发作了。我在回家的路上或者上下学的楼梯上总是碰到陈某。有时候想方设法避免和陈某碰面，但是都像电影里一样总是邂逅。他总是希望我按照他的意思做，我不听他的，他就会发作。他人很好，我一开始看他可怜是想帮助他，后来因为知道他有抑郁症，所以我很怕他，又不敢直接拒绝他，见了他我就躲。他在校的时候是我的噩梦。"

4. 观察情况

笔者观察到求助者面色较好，穿着整洁干净，动作有些拘谨，但谈吐流畅。说话过程中和我目光接触良好。陈某主动陈述自己有抑郁症，有较强的求助动机，想改变目前的状况，但自觉无法摆脱。当时我正在准备成立全校性的心理协会，陈某知道后也很想加入。为了参加我们的面试，陈某宁愿饿着肚子等候。另外，他特别愿意帮助别人。开始的时候，我感觉到他各方面都很正常。就在两次咨询后，突然传来陈某在上课的时候又狂吃药片的消息。当时班主任不在，学生就过来找我，我亲眼看到了陈某发作时的真实情况。陈某被送到医院洗胃并在医院大发脾气，当时医生建议送到当地精神病院。

（二）摘自施慎逊和吴彦的《专家解答焦虑障碍》

李先生今年 32 岁，已婚，公司职员，硕士。有一天他在妻子的陪同下踏入了心理咨询室。李先生体格健硕，但愁眉不展，他坦言近几个月与妻子关系紧张，常为琐事争吵。一个月前他要求妻子与其一同去苏州探望亲戚，被妻子拒绝。李先生只得一个人心怀不悦、开车上路，行至高速公路后不久，李先生突然感觉头晕、心慌、心脏剧烈跳动、大口喘气、手心出汗、四肢发麻，仿佛天将要塌下来，那种恐惧就像直面死亡。李先生立即将车停到路旁，下车休息约一刻钟后自行缓解。几天后，李先生和朋友一起在茶室打牌，因茶室空间狭小，加上空气混浊，再次出现胸闷、心跳加快、大力呼吸现象，觉得快要窒息而死，情绪惶恐失控，朋友们火速将他送至医院急诊，心电图检查后医生告诉他"只是窦性心动过速，不要太紧张"，给予普萘洛尔（心得安）、地西泮（安定）片口服后很快缓解。然而，几天后，李先生上班途中遇到塞车，又出现上述类似发作症状，他立刻将车停在路旁，叫出租车司机赶紧送他去医院急诊，一路上还觉得自己马上要死去。当车子抵达医院门口时，李先生的一颗悬着的心总算落下，症状也迅速缓解。

近一个月来，李先生已多次出现类似症状，每次持续 20～30 分钟不等，从发作到缓解，一般不超过一个小时。每次发作后的间歇期，李先生都没有明显的不适感，只是担心再次发作，总是怀疑自己心脏有问题。他多次去医院就医，经动态心电图、头颅 CT、脑电图、血糖等多项检查，排除了脑和心脏的器质性疾病及其他躯体疾病，但李先生仍然放心不下。

病情发展至今，李先生不敢独处，也害怕去密闭、拥挤的环境，如电梯、会议室、大卖场，担心发生意外无人救助或无路可逃。虽然李先生知道自己心脏没有问题，但他仍然不敢从事较剧烈的活动，如爬山、上楼等。为此，李太太也只能放下工作陪伴他左右。在就诊的过程中，李先生听从了心内科医生的建议来到心理咨询门诊。

谈到个人情况，李先生说自己同胞三人，排行老大，自幼生长在农村，身体健康。父亲常年在外教书，母亲体弱多病，有时母亲哮喘发作样子十分可怕，因此总担心母亲有一天会突然离开人世。26 岁结婚，育有一子，夫妻感情一直较好。自言个性敏感、易紧张、追求完美。没有烟酒嗜好和不洁性交史。家族中无类似疾病患者。

体格检查：血压 130/80 毫米汞柱，心率 92 次/分，心律齐，无杂音，甲状腺无肿大，神经系统检查未见异常。

实验室检查：心电图、血糖、甲状腺功能检查无异常，头颅 CT、脑电图检查也无异常。焦虑自评量表（SAS）总分小于 50 分。

在对李先生的观察和交谈中发现，李先生意识清楚，衣着整洁，定向力完整，接触良好，言谈切题，思维连贯。但表情显得焦虑，双眉紧锁，称这一个月很痛苦。每当症状出现时非常恐惧，感到要失去控制，喘不上气，有窒息感，心怦怦跳，胸部疼痛，害怕自己得心脏病死去，又好像与现实世界隔离了。不发作的时候就担心这个病会再次突然发作，因为每次发作无法预料，以致回避一些情景和场所。为此，李先生迫切要求医生医治。

医生告诉李先生他患了惊恐障碍。李先生显然对这一疾病名称感到陌生和惊讶，急切地想知道这是怎么回事，以及康复的概率有多少。医生遂向李先生施以支持性心理治疗和行为治疗，并向他解释疾病的特点和性质，减轻他的思想顾虑，增加对治疗的信心。在李先生表示理解后，医生要求他快速呼吸30秒，李先生体验到头晕、心慌、出汗等不适感，这是让他体会和比较身体不适的感觉与紧张恐惧时的感觉是否相同，李先生回答两种感觉非常相似。通过这个简单的练习，模拟了患者惊恐发作时的体验，使他明白这种强烈的不适感并不代表自己是患有什么躯体疾病，即在快速过度呼吸后也可以出现。通过快速呼吸练习，使李先生明白一个道理：自己可以控制自己的症状。趁热打铁，医生要求李先生回家后每天做一次快速呼吸练习，认真记录身体的感觉（暴露症状）。同时，在此基础上医生给李先生辅以抗焦虑药物和抗抑郁药物治疗。

经过2周治疗，李先生的面部表情放松，焦虑情绪有明显改善。李先生告诉医生经过连续几天的快速呼吸练习，躯体不适症状逐日减轻，而且2周内未出现惊恐发作，这是他最高兴的事。他对疾病的康复已满怀信心，对医生也是充分信任。在此基础上，医生对李先生施以每周一次的心理治疗，以认知行为疗法为主，逐步帮助他分析和认识自己的性格特点，分析他对待事物的态度、看法和行为模式，以及上述因素与疾病的关系。经过数周的治疗，李先生不再出现惊恐障碍发作，回避行为也消失了，工作和日常生活能力也已恢复。

（三）摘自张璐璐和郑洪波的《焦虑障碍》

小郭19岁，是一位文静、体型高瘦的在校大学生。从小父母就对她的身体状况很担心，认为她身子弱，"血虚"，常常熬些"补气补血"的中药给她喝，所以小郭也觉得自己身体状况欠佳，平添了几分担心。

一次，学校举行义务献血活动，年级里要求每位符合献血条件的学生都尽量参加，小郭看见周围的同学都十分踊跃地报名，她虽然担心自己的身体，却觉得不报名不好意思，所以也就不情愿地报了名，小郭一面排队，一面担心抽血后自己会更"血虚"，越想越着急。突然，她感到心跳加快，心慌得厉害，胸部疼痛，头发晕，喉头有梗塞感，喘不上气来，全身发抖，心情极度紧张，心想："坏了，我身体本来就不好，现在心跳得那么厉害，胸部又痛，一定是患了心脏病。"她认为自己患了心脏病，于是更加害怕，心脏跳得更快，更喘不上气来。她跌坐在地上，觉得自己就要死了，大声向周围同学呼救："救救我！救救我！我心脏病犯了！"同学们七手八脚地将面色苍白、冷汗淋漓、手脚颤抖的小郭送去了校医室。检查结果是除收缩压轻度增高、心跳快一点儿外，心脏情况基本正常，根本没有患什么心脏病。20分钟后，小郭病情缓解了。小郭不相信医生对有关检查结果的解释，坚决要求去大医院住院，作进一步检查。她对刚才发生的一切很害怕，生怕会再次出现。在一周的住院过程中，小郭主动要求做有关心脏病的各项检查，结果证实确实没有什么病，得知自己没有病的小郭不情愿地出院了。

此后的五年间，她又经常出现急性、事先无法预料的"心脏病发作"。但检查结果总是与第一次一样，她没有心脏病。后来经内科医生介绍来精神科转诊检查后，诊断小郭患了惊恐障碍。

从以上的例子我们可以知道，小郭的发作是惊恐发作。惊恐发作的症状十分类似心脏病发作或者其他躯体疾病急性发作，常常使患者误认为自己患有心脏病或其他严重的躯体疾病。惊恐障碍患者也常常因为惊恐发作而去医院看急诊。小郭就是认为自己是心脏病发作，怀疑自己有心脏病，并可能死于心脏病而频繁就医。她的惊恐发作没有任何诱因，也不限于某种场所或环境，因此是非预期性惊恐发作；每次发作时间短，发作后症状自行缓解，并在五年的时间里反复出现；在两次惊恐发作之间，患者非常担心再次发作，综上可诊断为惊恐障碍。

（四）摘自许天红的《焦虑障碍》

小李已经两年多不上班了，他还不让妻子上班，妻子也被迫半年多不上班了。这不是小李过于爱妻子，小两口要朝夕相处；更不是他心疼妻子，担心妻子上班过于辛苦；而是让妻子在他症状出现时能及时抢救他。

这两年，他经常出现心慌、头晕、喘不上气、胸闷等症状，虽每次发作持续半小时左右就好了，但他却担心自己患了严重疾病，说不定什么时候就不行了。他暗中寻思："如果我孤身在家的时候突然发病，我是叫天天不应，叫地地不灵呀，连个救命的人都没有。"从此，妻子就像守株待兔一样，整天在家守着小李。半年多的时间内，小李发病3次，每次都是妻子及时打了120电话，将他送到医院。

长期不上班，没有收入，时间长了肯定不行。惊恐障碍不但影响患者本人，也对家人的生活、工作、学习产生损害，大家为了照顾患者而不能上学或上班，被迫失去社会功能。同时，惊恐障碍的持久发作导致患者和家人长时间不能上班，进而出现严重的经济困难。有的患者长期依赖父母资助，也有的患者依赖救济过日子。长此以往，患者家庭与社会平均收入之间的差异越来越大。

惊恐障碍患者还会出现与社会隔离和进一步人际关系方面的损害。所谓社会隔离，是指患者长久不能出门，连售货员、路人都不见；别人也从不去找他谈心交流。这样，除了几个家人，患者没有可接触的人。所谓进一步人际关系方面的损害，是指患者除了没人谈心交流外，还会与家人出现误会、争执、纠纷，使患者心理负担更加大。惊恐障碍造成的社会隔离与人际关系损害给患者会造成更大的痛苦。

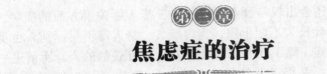

焦虑症的治疗

第一节 生物相关疗法

一、药物疗法

任何心理疾病的产生都有其生化基础，焦虑障碍作为常见的心理疾病，它的产生与脑内神经递质和受体的功能异常有关。这些神经递质的功能和数量影响着神经系统及大脑的活动过程，不同的神经递质作用于不同部位也会产生不同的作用。通过使用一些抗焦虑药物可以改善这些异常的神经递质和受体的功能，缓解焦虑。我们应该清楚地认识到，药物治疗并不能达到彻底根除焦虑症的目的，必须结合心理治疗等疗法，才能逐步恢复正常状态。

近年来，越来越多的医学工作者深入调查和研究药物对治疗焦虑障碍及由焦虑障碍引发的一些其他的心理疾病，如抑郁症、强迫性神经症等的作用，发明了许多治疗药物，归结起来有以下几大类：三环类抗抑郁药物、四环类抗抑郁药物、苯二氮类药物、5－羟色胺（5－HT）再摄取抑制剂、复合药物、中药，以及其他治疗焦虑障碍的抗抑郁药物。这些药物可以帮助焦虑症患者减轻痛苦、缓解症状，起到一定的治疗作用。下面我们将对这几类药物作简单阐述。

（一）三环类抗抑郁药（TCAS）

自 1957 年库思（Kuhn）发现丙咪嗪有改善抑郁情绪的效果后，科学家又逐渐发明了其他三环类抗抑郁药，称为第一代抗抑郁药。通过阻断 NE 能和

5 - HT能神经末梢对 NE 和 5 - HT 的再摄取，以增加突触间隙的单胺类递质的浓度，从而改善抑郁症状。

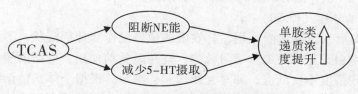

图 3 - 1　三环类抗抑郁药作用机理过程

【治疗症状】

主要治疗严重抑郁症或与焦虑症并发的抑郁症，并有广泛的抗困扰和抗惊恐作用。

【可能产生的不良反应】

烦躁，易怒，口干，视力模糊，便秘和排尿困难的抗胆碱能副作用；体重增加，对阳光过敏，嗜睡等。有些患者服药后还会出现记忆力衰退，低血压等症状。老年人若有器质性障碍，如脑出血、脑梗死，在服药后易出现精神障碍，产生幻觉、意识模糊等。其中的一些副作用会随着用药时间的持续或降低剂量而消失。患者应在相关医生指导下按时按量用药，切不可擅自随便用药，也不要在未经允许的情况下自行停药。

【使用建议】

鉴于1/3 有惊恐倾向的患者会在开始服药的前几周产生过敏等不良反应，因此患者应该从低剂量服用药物开始，如果不良反应消失或病人适应了该种药物带来的不适感，可逐渐加大剂量直到病人感到药物剂量最合适为止。在没有医生的建议下，最好不要突然停止用药或自行改变用药剂量，这样不但达不到预期的治疗效果，反而会适得其反，造成病情反复甚至恶化，耽误医治的最佳时机。

【慎用者】

服药后副作用严重者慎用此类药物；儿童、老年人、躯体疾病患者应慎用此药；另外，排尿困难者，脑血管病患者，对此药物有过敏史，粒细胞减少，妊娠及哺乳期妇女等必须慎用该类药物。

常用的三环类抗抑郁药物有：

1. 地昔帕明（Norpramin）

该药主要用于治疗抑郁和惊恐症，药效随时间的延长逐渐凸显出来；服用后不良反应较少，耐药性不会增强，不会产生药物依赖；但可能会出现神经过敏，睡眠障碍，姿态性低血压等轻度副作用。一般情况下，每天服用 25～300 毫克，一天一次，随着病情的缓解，逐渐停止用药。

2. 阿米替林（Elavil）

该药具有一定的镇静作用，有效缓解惊恐发作和抑郁症状，不宜白天使用，会影响白天正常的工作学习效率，宜在睡觉前使用，可帮助缓解睡眠障碍。会出现适度不良反应，如对光线敏感、嗜睡。根据个体病情调整用药剂量，一般从小剂量开始（25～75 毫克），逐渐增加到平均剂量 200 毫克，最大用量不超过 300 毫克。若此时病情仍未得到控制和缓解，应及时与医生联系，查明原因或改用其他药物。

3. 米帕明（Tofranil）

该药对抑郁和惊恐发作有帮助。通常在睡前服用，因需要几周或几个月的时间才能发挥药效，所以有些患者在未经医生同意的情况下逐渐停止用药，导致病情复发，无法得到良好缓解。服药初期，可能会出现焦虑、神经过敏、血压降低等症状，随着用药时间的延长，某些症状会相对减轻或者可以尝试换另一种副作用低的药物来代替，比如用去甲替林减少姿态性低血压带来的烦恼。服用剂量也是一天一次，从小剂量开始，较常用的做法是睡前服用 10 毫克，以后每天增加 10 毫克，最大服用量为 50 毫克。若效果不明显，则需要咨询医师，适当增加用药剂量。

4. 氯米帕明（Anafranil）

该药对治疗焦虑、强迫性神经症、惊恐发作、抑郁等均有帮助。此药物副作用表现强烈，常见的有：口干、便秘、头痛、体重增加、精神紧张、失眠、多汗及对阳光格外敏感。药效发挥缓慢，通常需要 4～6 周才见效，价格也较同类药物贵。由于存在失眠、对阳光敏感症状，最好在夜间服用该药物以减少不良反应。药剂量根据个人情况而定，一般每天服用量在 150～300 毫克之间，从小剂量开始服用。待药效全部发挥出来以后（通常在 12 周左右）再考虑停止用药。

除了上述几种常用的三环类抗抑郁药物外，还有去甲替林、多虑平、丙咪嗪、氯丙咪嗪等，也可用来治疗和控制抑郁、焦虑的发作。

（二）四环类抗抑郁药

三环类抗抑郁药作为第一代抗抑郁药物投入使用后，虽然疗效明显，能够有效缓解和减轻部分患者的焦虑痛苦，但是由于是首批治疗焦虑障碍的药物，其作用机理尚不明确，副作用较强烈、安全性偏低，这使得科学家不得不重新投入到其他抗抑郁药物的研发之中。终于在20世纪70年代初，研究者们开发出了新型的抗抑郁药，即第二代抗抑郁药——四环类抗抑郁药。它的特点是针对性强、药效显著、安全性较高，但药后的不良反应依然很明显，与三环类抗抑郁药类似，这里不再赘述，可参考三环类抗抑郁药的副作用表现。

现简单介绍一些常用的四环类抗抑郁药。

1. 米安色林（Mianserin）

该药具有镇定作用，主要治疗焦虑和伴有焦虑的抑郁症患者，用药后偶尔会出现粒细胞减少，肝功能异常等现象，因此服用该药物的患者最好定期到医院检查血象，观察是否具有上述不良反应。米安色林对心血管系统影响不大，相对较安全。建议初始服用剂量为每天30毫克，逐步增加药量，有效剂量为每天60毫克。

2. 曲唑酮（Trazodone）

该药可有效治疗失眠、焦虑症状，安全性高，适合老年人、高血压患者使用。可能出现的不良反应是头痛、嗜睡、直立性低血压等。建议用药量为每日服用三次，每次50毫克，最大剂量不宜超过300毫克。

3. 麦普替林（Maprotyline）

该药对抑郁症和焦虑障碍有帮助，不良反应为轻度抗胆碱能作用，容易导致癫痫发作，可同时服用苯二氮类药物控制癫痫发作。起始剂量依病情轻重而定（一般为每日25～75毫克），随着病情的稳定，可逐渐增加到150毫克。

（三）苯二氮类药物（BZS）

我国在20世纪60年代开始使用苯二氮类药物治疗焦虑、恐惧等心理障碍。该类药具有起效快、剂量低、副作用小的优点，是目前药物治疗当中常用的药物之一。该药通过与脑内特异结合位点苯二氮䓬受体结合，提高 γ - 氨基丁酸（GABA）能的神经传递功能和突触抑制效应，从而发挥作用。该受体以皮质最密，其次是边缘系统和中脑，再次为脑干和脊髓。这与中枢抑制性递质 GABA 的 $GABA_A$ 受体均分布一致。$GABA_A$ 受体是 Cl^- 通道的门控受体，GABA 结合时，Cl^- 通道开放，Cl^- 内流，增强 GABA 突触后抑制效应而发挥抗焦虑作用。

【治疗症状】

主要用于治疗紧张、恐惧、失眠、焦虑等，有时也可作为抗癫痫药物使用。

【可能产生的不良反应】

疲倦，乏力，言语含糊，步调协调性降低，注意力不集中，工作效率下降。因此服药后最好不要进行高空作业或者执行一些精细操作。一些人还可能会出现情绪低落、易怒、兴奋、无法控制内在冲动而作出反常行为。老年人服药后容易出现意识水平下降、烦躁、紧张等症状，老年患者必须小剂量用药，边治疗边观察。由于大剂量服用不会造成严重危险性后果，有些患者为达到快速治疗效果，滥用此药造成药物成瘾，产生药物依赖，一旦停止用药或减少剂量就会出现身体上的不适应，如腹痛、多汗、焦躁不安，以及心理上的戒断反应（病情反复甚至恶化，必须重新服药才能缓解痛苦）。因此最好是在医生指导下按时定量用药，切忌滥用药物、随意增加或减少服用剂量。

【使用建议】

大量使用四环类抗抑郁药或突然停止用药容易产生药物依赖和戒断反应，病人会在减少用量期间或逐渐停药后出现食欲下降，意识力降低，过度敏感，肌肉抽搐，视力模糊等不良症状。为防止此类副作用的复发或加重反弹，结合医生指导控制减药量，建议在进行下一次减量前把将要减少后的新剂量保持两星期左右，待观察病情无异常情况出现，方可继续减少用药剂量。通常在2～4个月内逐渐停止服用苯二氮类药物可减少戒断反应。

【慎用者】

老人、儿童服用该类药物时需要控制服用剂量大小；对本药物过敏者、呼吸功能不全者慎用此类药物；因药物可能影响胎儿的正常发育，妊娠头3个月及哺乳期妇女最好不要服用；患有呼吸睡眠暂停综合征的患者慎用。

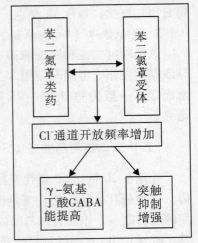

图3-2 苯二氮类药物作用机理

常见的苯二氮类药物有：

1. 阿普唑仑（Xanax）

该药主要治疗惊恐症、广泛性焦虑症和社交恐惧症。它具有起效快、副作用少的特点。主要的不良反应是眩晕、姿态性低血压、头痛、失眠、意识能力下降。该药能起到镇定效果，初期服药最好控制在 0.25 毫克/天或者是 0.5 毫克/天，宜在饭后服用，可延长治疗效果。若焦虑症状在服药后 4 个小时内就马上出现，可在阿普唑仑中加入另一种苯二氮类药物——氯硝西泮，同时服用。症状好转后，遵照医嘱逐渐停止用药。

2. 地西泮（Valium）

该药主要治疗广泛性焦虑、惊恐症，具有一定的安眠作用。药效发挥迅速，持续时间长。可能产生的不良反应是头晕、乏力、倦睡、心跳加快、视力模糊，因此尽量不要在开车或进行高警惕性工作时服用，最佳服用时间是晚上睡觉前服用 5~20 毫克。逐日减量以防止病情反复。

3. 艾司唑仑（Estazolam）

该药主要用于抗焦虑、失眠，也用于紧张、恐惧情绪的稳定及抗癫痫和抗惊厥。其镇静催眠作用比硝西泮强 2.4~4 倍。常见的不良反应有口干、嗜睡、头昏、乏力等，大剂量服用可出现共济失调、震颤。罕见的副作用有皮疹、白细胞减少。逐渐停药后上述症状很快消失，如果长期大量使用会产生药物依赖，尽量在病情得到控制后逐渐减量。不宜骤停用药，以防出现撤药综合征。中枢神经系统处于抑制状态的急性酒精中毒患者和肝肾功能损害、重症肌无力患者应慎重使用。

4. 氯硝西泮（Klonopin）

该药适用于抗焦虑、抗惊恐症。该药起效快，持续时间长，有些患者服用后会出现嗜睡、疲倦、走路摇摆的症状。在服用该药期间最好不要饮酒，酒精会增加药物对大脑的镇静作用，导致过度倦睡，甚至中毒。

5. 劳拉西泮（Lorazepam）

该药广泛用于抗焦虑、失眠症状，具有较强的安定作用，是一种起效快、安全性高、耐受性良好的安定剂。嗜睡、镇静和共济失调是最常见的不良作用，长期服用可能产生严重的药物依赖。年老体弱者慎用；对本药过敏者，急性窄角型青光眼患者禁用。

治疗焦虑症的药物还有奥沙西泮、替马西泮、氯羟安定、甲胺二氮、硝西泮、去甲羟基安定等，具体使用方法和疗效可参考其他相关医学文献。

（四）5-羟色胺再摄取抑制剂

自环类抗抑郁药物在临床上长期使用以来，人们发现该类药物发挥效用慢、副作用明显、耐受性低，不太适合治疗有较强过敏体质的患者。20 世纪后期，随着另一种新型抗抑郁药——5-羟色胺再摄取抑制剂的引进，因其疗效确切、不良反应少、耐受性高逐渐取代了环类抗抑郁药物，在临床上得到广泛应用。

【治疗症状】

主要对治疗抑郁、焦虑、社交恐怖症、惊恐症有明显效果。不易产生耐受性和药物依赖性，可大剂量长期服用；对内脏器官的损害相对较少；突然停药后不会产生戒断反应，也不会造成体重猛增。该药用于治疗慢性迁延期的患者尤为合适。

【可能产生的不良反应】

5-羟色胺再摄取抑制剂是补充大脑中缺乏的神经传导物5-羟色胺，可以说是对症下药，因此目前所发现的不良反应较少，主要表现在恶心、头痛、性功能障碍、失眠，服药初期会出现病症的加重，但长期服用会逐步自行缓解。

【使用建议】

任何药物药效的发挥不是一天两天就能凸显的，它是一个循序渐进的过程，患者在治疗期间千万不可心急，尤其不应在使用药物后发现病情不但没有减轻，反而呈现加重趋势，就擅自加大服用剂量，致使病情波动，拖延治疗时间。应积极寻求医生帮助，及时了解药物的作用机理和可能会产生病情暂时加重的不良症状，稳定心态，遵照叮嘱。

【慎用者】

心脏病患者出现抑郁或焦虑症状时应根据心脏、肝、肾功能的情况酌情减少用药剂量，定期进行心血管系统检查；处于妊娠期的妇女慎用，避免药物对胎儿造成不可逆的影响；最后，对5-羟色胺再摄取抑制剂过敏者禁用。

常用的5-羟色胺再摄取抑制剂有氟西汀（Prozac）、帕罗西汀（Paxil）、舍曲林（Zoloft）、西酞普兰、氟伏沙明（Luvox）。

（五）其他抗抑郁药物

1. 文拉法辛（Effexor）

该药主要治疗抑郁症和强迫性神经症。用药后可能出现头晕、失眠、恶心、肌肉紧张等不良反应。建议小剂量服用，最大剂量不要超过300毫克/天。

2. 选择性去甲肾上腺素再摄取抑制剂

该药治疗焦虑障碍和抑郁症有较好疗效。不良反应少，无抗胆碱能副作用，耐受性好。

3. 去甲肾上腺素能和特异性5－羟色胺能抗抑郁剂

有效治疗失眠、焦虑症状，抗抑郁作用明显，不良反应少，较常见的有体重增加、倦怠、乏力、粒细胞减少等。

（六）其他抗焦虑药物

一些其他抗焦虑障碍药物，如β－受体阻滞药物（普萘洛尔、阿替洛尔），丁螺环酮（常与5－羟色胺再摄取抑制剂合用），咪唑吡啶佐必坦和环吡咯佐必克隆等在抗焦虑治疗中也适当发挥舒缓效用。还有一些小剂量的抗抑郁药与抗精神药合成的复合药对于焦虑症具有一定疗效。我国历史悠久、博大精深的中药疗法在缓解心理障碍方面同样取得了丰硕成果，积累了宝贵的经验。

表3－1　抗焦虑药物一览表

三环类抗抑郁药（TCAS）	主要治疗症状
地昔帕明	抑郁和惊恐发作
阿米替林	惊恐发作
米帕明	抑郁症、惊恐发作、广泛性焦虑症
多虑平	抑郁症、惊恐发作
丙咪嗪	抑郁症
氯丙咪嗪	抑郁症
去甲替林	抑郁、惊恐发作
氯米帕明	抑郁、惊恐发作、强迫性神经症
四环类抗抑郁药	主要治疗症状
米安色林	抑郁症、广泛性焦虑
曲唑酮	广泛性焦虑
麦普替林	抑郁症
苯二氮类药物（BZS）	主要治疗症状
阿普唑仑	惊恐发作、广泛性焦虑症、社交恐怖症
地西泮	惊恐发作、广泛性焦虑症、恐怖症
艾司唑仑	广泛性焦虑症

（续上表）

苯二氮类药物（BZS）	主要治疗症状
氯硝西泮	广泛性焦虑症、惊恐发作、恐怖症
劳拉西泮	广泛性焦虑症
奥沙西泮	广泛性焦虑症
替马西泮	广泛性焦虑症
氯羟安定	广泛性焦虑症、惊恐发作、恐怖症
甲胺二氮	广泛性焦虑症、恐怖症
硝西泮	广泛性焦虑症
去甲羟基安定	广泛性焦虑症、恐怖症
5－羟色胺再摄取抑制剂	主要治疗症状
氟西汀	抑郁症、惊恐发作、强迫性神经症、社交恐怖症
帕罗西汀	抑郁症、惊恐发作、强迫性神经症、社交恐怖症
舍曲林	抑郁症、惊恐发作、强迫性神经症、社交恐怖症
西酞普兰	抑郁症、惊恐发作
氟伏沙明	抑郁症、惊恐发作、强迫性神经症、社交恐怖症
其他抗抑郁药物	主要治疗症状
选择性去甲肾上腺素再摄取抑制剂	抑郁症、广泛性焦虑症
去甲肾上腺素能和特异性 5－羟色胺能抗抑郁剂	抑郁症、广泛性焦虑症
文拉法辛	抑郁症、强迫性神经症
其他抗焦虑药物	主要治疗症状
β－受体阻滞药物（普萘洛尔、 阿替洛尔）	广泛性焦虑症、社交恐怖症
丁螺环酮	广泛性焦虑症、强迫性神经症
咪唑吡啶佐必坦	广泛性焦虑症
环吡咯佐必克隆	广泛性焦虑症
抗癫痫药物	主要治疗症状
选帝巅	惊恐发作
抗抑郁药与抗精神药合成的复合药	抑郁症、广泛性焦虑症
中药制剂	抑郁症、广泛性焦虑症

二、临床用药

（一）对症下药

出现焦虑、抑郁的症状后，不要急于用药，必须经过相关检查，排除可能造成类似症状的其他病因并在医生确诊患上了焦虑症后，方可进行下一步的药物系统治疗。切不可病急乱投医，不但达不到理想的治疗效果，反而会延误治愈的最佳时机，使病情加重。

从目前药物使用的情况来看，药物治疗主要集中在以下领域：恐怖症（包括社交恐怖、广场恐怖、特殊恐怖症）；惊恐发作；强迫障碍；创伤后应激障碍；广泛性焦虑症；焦虑与抑郁或惊恐的结合。对于不同病况，服用针对性强的药物才能获得最佳的治疗效果。

1. 恐怖症

恐怖症患者对某些特定的对象和情景产生强烈的、不必要的紧张恐惧感，并伴有回避行为。恐惧的对象既可是单一的也可是多种对象并存的，如动物、广场、闭室、登高或社交活动等。患者明知其反应不合理，却难以控制负性情绪而反复出现恐怖感。严重者会影响到正常的工作、生活和学习，使其社会功能受到抑制。恐怖症状具有迁延性，需要长期接受系统治疗，因此最好选用那些副作用小、耐受性好的药物服用，如苯二氮䓬类药物和 5 - 羟色胺再摄取抑制剂均适合病情不稳定、严重恐怖症患者使用。普萘洛尔有助于帮助缓解社交恐惧症带来的痛苦。患者必须清楚药物治疗只是作为减轻患者因恐惧而产生的身心痛苦的辅助工具，并不能完全依赖药物达到治愈目的，要想彻底摆脱恐惧和焦虑，必须结合心理治疗等其他治疗手段。

2. 惊恐发作

惊恐发作具有不确定性、突然性，其发生源有很多，可能是身体疾病引发的惊恐，也可能是重大刺激、日常生活压力，或者是由某些心理疾病引发的。患者在经历惊恐发作的突袭时，不但要忍受身体上的不适感，还要竭力抵抗产生的一些不良的负性情绪，更甚者会出现轻生念头而作出一些危险行为。此时的药物治疗可帮助患者减轻身心痛苦、控制病情、缓解症状、稳定情绪，然后需要结合其他相关疗法进行深层次的康复治疗。

用于惊恐发作的常用药物有：三环类抗抑郁药（如地昔帕明、米帕明、去甲替林、多虑平）；苯二氮类药物（如劳拉西泮、阿普唑仑、氯硝西泮）；选择性5－羟色胺再摄取抑制剂。由于三环类抗抑郁药副作用大，易产生药物依赖，故在治疗惊恐障碍时不作为首选药物使用，特别是老人、儿童发作时应慎用此药；苯二氮类药物是最常见的用于治疗惊恐发作的药物，能快速阻止预期惊恐，疗效迅速，不良反应少，是患者较理想的药物选择，但长期服用容易产生耐受性和停药后的戒断反应，患者在服用时应做好全面考虑。当惊恐障碍患者综合有抑郁、强迫、社交恐惧症时，适合使用疗效确切的5－羟色胺再摄取抑制剂。

3. 强迫障碍

强迫障碍是一种起病慢、病程迁延时间长、易波动的心理疾病。它的治疗过程是一场持久战，需要用一些不良反应小、耐受性好、安全且方便的药物。常见的有氯丙咪嗪、氟西汀、舍曲林、帕罗西汀等5－羟色胺再摄取抑制剂。若长期使用某些药物后效果不明显，应及时就医诊治、查明原因，换用其他药物治疗或结合其他疗法（如心理疗法中的系统脱敏法、行为强化法等都是行之有效的方法）进行康复治疗。

4. 创伤后应激障碍（PTSD）

PTSD是在个体遭受某种重大刺激性事件后出现的情绪低落状态。紧张、焦虑、恐惧是该病的主要症状表现。有些情况下刺激事件发生后，PTSD并不是立即表现出来，也很难被察觉，而是潜伏一段时间才会慢慢显露，可能是几天、几个月或者是几年，甚至更长一段时间。患者的社会功能受到严重影响，无法自由地生活、工作和学习，不能够融入健康温馨的大家庭中。对于这类患者应该做好长期药物治疗的准备，5－羟色胺再摄取抑制剂因其针对性强、安全性好、耐受性高可作为首选药物。随着症状的缓解，情绪的逐步改变，可引导患者积极配合心理医生接受心理治疗，摆脱心理阴影，走出恐怖情绪，恢复正常社会功能，重新回归到快乐健康的现实生活当中。

5. 广泛性焦虑症

该病症延续时间长，患者要长期忍受焦虑、恐惧的折磨，而且很少能够自行缓解，所以需要接受长期系统的药物治疗和一些其他的辅助治疗。药物治疗较常用的是苯二氮类药物，效果最佳，但不宜大剂量使用。此外一些镇静剂，如丁螺环酮在治疗广泛性焦虑症方面也有较好的治疗效果。

6. 抑郁与焦虑或惊恐的结合

可以使用一些抗抑郁药物来缓解抑郁症状，或是在医生叮嘱下服用一些具有镇定作用的环类抗抑郁药来减轻焦虑、抑郁情绪。焦虑与惊恐症状并存时，可选用副作用小、安全性高的 5 - 羟色胺再摄取抑制剂，或结合苯二氮类药物甲胺二氮与环类药物同时治疗。

（二）选药技巧

当决定通过药物来控制和治疗心理障碍时，选择使用哪些药物进行治疗是必须慎重考虑的问题，包括药物的主治症状，可能产生的副作用；患者的体质是否适合，对药物是否过敏；是否适合长期服用，价格高低等都应列入考虑范围。

1. 对号入座

怀疑自己患上某种心理障碍后，首先要做的是到相关医学机构做全面检查，确定病情性质。得到确诊后，医生根据不同的心理病症选用有较好针对性的药物来进行治疗，对症下药。患者切不可胡乱用药，或四处乱投医。开具药物后，应在医生的督导下坚持"一个萝卜一个坑"的原则，按时定量服药，坚决避免"大锅菜"式地将各种药物混合使用。

2. 重在疗效

药物选择的妥当与否，最重要的一点就是看它对疾病的治疗效果如何。衡量一种药物疗效好坏的指标有显效率、起效快慢、维持效果等。例如，用于治疗焦虑障碍、惊恐发作的药物中，5 - 羟色胺再摄取抑制剂因其不良反应少、起效快、疗效确切，为很多患者所乐于接受；苯二氮类药物虽也具有起效快、效果明显的优点，但是容易使患者产生药物依赖，故选择性不如 5 - 羟色胺再摄取抑制剂那么普遍。

3. 安全耐受

药物的安全性是指它对身体安全可能造成影响的大小。绝大多数抗焦虑、抑郁药物相对来说比较安全，对身体机能造成的潜在影响不大。虽然在服用某些药物后，患者会产生头痛、头晕、疲倦、低血压等不良反应，但这些症状多数较轻，短时间内可自行消失，不会对身体造成严重损害。一些比较特殊的群体，如老年人、孕妇、小孩在服用药物时应有医生或家人的监督，如发现不良反应症状应及时停药观察。药物的耐受性是指患者对药物的接受程度，一些服用后会产生严重不良反应的药物，会因患者无法忍受而拒绝服用。对需要长期用药的患者，使用一些副作用小、耐受性高的药物，较有利于患者接受并坚持服药。临床研究发现，5 - 羟色胺再摄取抑制剂的接受度要优于环类抗抑郁药物，其耐受性易于被患者接受。

4. 物美价廉

药物的疗效固然重要，但不是唯一的参照标准。患者在选药时还会考虑另外的一些外在因素，比如药品的价格。如果一种药物对某种疾病有极佳的治疗效果，但价格非常昂贵，超出患者的支付能力，患者也不会选择该种药物。选择使用哪种药物进行治疗，要依据个人的实际情况而定，包括家庭经济收入、用药时间长短、剂量大小等因素。但也并不是说为节省金钱选择一些便宜药，服用后不仅不起任何作用，反而浪费时间和金钱。最好能够就自身情况在选择药物时综合考虑性价比，既要追求物美还要控制价廉。

（三）注意事项

1. 坚定信念，踏实治疗

世界上没有哪一种药物是某种身心疾病的绝对救星，它们只能是作为一种辅助治疗手段来帮助患者战胜病魔，走出低谷。药物的治疗就像一个支架给一条腿的帮助一样，仅仅提供着外部力量，要重新站起来关键还要靠自己强大的内心和积极面对的勇气。只要坚定自己的信念，积极配合治疗，相信自己能够打败一切顽疾，就能重新找回自我，获得健康快乐的生活。

2. 改变错误想法，按时系统服药

有些病人在得到医生确诊患上某种心理障碍后，拒绝服用任何药物，他们认为自己没有任何生理疾病，不需要吃药，出现的症状也会慢慢自行缓解。对这些人来说，时间是最有力的说服武器，随着时间的推移，病情逐渐加重，当他们的日常生活受到显著影响，身体机能也出现异常情况时，他们才会摘下"强者"的面具，接受善意的劝导，开始进行系统药物治疗来控制病情的发展。患者一旦开始服药，要严格遵循医生叮嘱，定时、规范用药，不能够间断性服药，这样不但不利于药效的发挥、延长治疗时间，而且会削弱患者战胜病症的信心和耐力；更不能救治心急，擅自加大用药剂量而形成药物依赖，或小剂量服药后因效果不显著而突然停止用药。这些都不利于病情的控制和缓解，要意识到疾病的治疗是一个循序渐进的过程，从第一步开始踏踏实实进行下去才有治愈的希望。患者要积极配合医生的救治，家人及亲属要给予鼓励和支持，在大家的共同努力下帮助患者走出困境，尽早康复。

3. 合理用药，充分了解药物的副作用

使用药物治疗焦虑障碍，除了要对症下药、按时系统服药以外，还要考虑病人的身体素质、抵抗药物副作用的能力。一些病人可能会因为自己无法长期忍受某种抗焦虑药物的副作用而停止服药，特别是像三环类抗抑郁药，副作用比较强烈，患者会因不能忍受而产生排斥心理，或造成负性情绪泛化，拒绝用药。医生在开具药物时，要事先详细告知此药物可能会产生的不良反应，有些反应轻微，有些较明显，一般会随着身体的适应或剂量的减少而逐渐减弱或消失。同时建议几种减轻药物副作用的方法，如口干时可吮硬糖或咀嚼口香糖，长期视力模糊者可佩戴专门的新型镜片帮助恢复视力。

4. 确保用药时间，逐渐停药

药物药效的发挥不是一蹴而就的，而是一个循序渐进的过程，需要足够的耐心等待药效的发挥。坚持每天服用适当剂量的药物，在疗效凸显之后，症状会得到控制并逐渐缓解，自我感觉较良好时可咨询医生减少药物用量，缓慢停止服药。减量期间必须维持一段时间的症状观察，看是否会出现戒断反应或病情反弹。

5. 特殊群体谨慎选药

前面已介绍了各种治疗焦虑障碍药物的慎用患者，像老人、儿童、孕妇、有器质性损害者及高血压患者等，必须详细咨询医生后方可选择适合自身状况的药物进行治疗，避免治疗身体疾病的药物与抗焦虑、抑郁等药物混合使用，产生负性效果。

（四）案例分析

【案例一】

北京市西城区的李女士，更年期过后，出现了严重的失眠症状，并伴有烦躁、紧张、恐惧等负性情绪，影响到了正常的工作和生活，精神状态很不好，脾气也变得容易暴躁。李女士去了医院，医生给她开了两个星期的安定（抗焦虑药物）。每天睡前服一粒，李女士很快看到了效果。但是，新的麻烦也随之而来——只要一停止服用安定，又会出现失眠和焦虑情绪。李女士也很快意识到，她的睡眠是依赖安眠药的。由于严重的失眠，李女士不得不时常去医院，要求医生开安眠药，尽管她自己也非常担心长期服用安定对她身体可能带来伤害，但是此时已很难摆脱对药物的依赖了。

【分析】

从此案例中可以清晰地看到李女士因过度依赖安定等抗焦虑药物，致使一旦停止服药就立刻出现药物的戒断反应，这种对药物的生理和心理依赖不但不利于病情的缓解，反而会在一定程度上加重症状的反复出现。

【小贴士】

安定是临床上最常用的治疗失眠的药物，化学成分属于苯二氮䓬类。像大多数失眠者的经历一样，安定这种抗焦虑、治疗失眠的镇静类药物可以缓解失眠的状况，但是往往都因为停用药物后又失眠，而使得停药失败。目前，很多职场人士，因工作压力大，即使下班了，大脑仍然无法停止工作，失眠现象非常普遍。镇静药物的半衰期相对都比较长，即使是短时间反复服用，也可导致呼吸困难、呼吸抑制等严重问题，甚至危及生命。在进行药物治疗时应谨遵医嘱，用法用量合理适度，避免产生药物依赖；停止用药必须缓慢进行，逐日逐量递减，防止出现戒断反应或病情反复。另外，在服用药物治疗时可结合相应的心理治疗，从身心两方面排除焦虑，恢复健康。

【案例二】

宋小姐，28岁，某百货商店收银员。近一年来，总是不明原因地担心丈夫在上下班途中会被人抢劫或出车祸，担心父母会突然死亡，整日焦虑不安、心跳心慌，食欲下降，因口干而饮水多，频频上洗手间，夜间难以入睡或易惊醒。近3个月来，曾小姐还出现肌肉疼痛和来例假时间延迟症状。

【分析】

经医生诊断，宋小姐所患的是广泛性焦虑症，它以缺乏明确对象和具体内容而终日提心吊胆、紧张不安为主，同时伴有植物神经症状及运动性不安。焦虑症因临床表现较为特殊，故往往被误诊为甲状腺机能亢进、冠心病、心绞痛、泌尿道感染、药物过量等。一经确诊，在有效地使用抗焦虑药物的基础上进行心理治疗，一般可取得满意疗效。

【小贴士】

焦虑在正常人身上也会发生，这是人们对于可能造成心理冲突、挫折的某种特殊事物或情境进行反应的一种状态，同时带有某种不愉快的情绪体验。这些事物或情境包括一些即将来临的可能造成危险、灾难、需付出特殊努力加以应付的东西。如果对此无法预计其结果，不能采取有效措施加以防止或予以解决，这时心里的紧张和期待就会引发焦虑反应。过度而经常的焦虑就成了神经性焦虑症。严重者在进行药物缓解的同时，需要加强心理方面的救治。初期以药物治疗为主、心理治疗为辅，后期在用药量渐少的情况下，应以心理治疗为主、药物控制为辅。

三、放松疗法

放松疗法又称松弛疗法、放松训练，它是一种通过训练有意识地控制自身的心理、生理上的活动，以达到降低唤醒水平、改善机体功能紊乱的心理治疗方法。实践表明，心理、生理上的放松，均有利于身心健康，起到治疗疾病的作用。近年来，放松疗法逐渐发展成为以下六大类型：一是渐进式肌肉放松法；二是呼吸放松法；三是自然训练法；四是自我催眠法；五是冥想放松法；六是借助生物反馈式放松法。其中三、四、五类兼具有自我催眠的成分，犹如我国气功疗法中的放松功。渐进式的肌肉放松训练是对抗焦虑的一种常用方法，它与系统脱敏疗法结合，可治疗各种焦虑性神经症、恐怖症，也可单独使用，对各系统的身心疾病都有较好的疗效。下面列举四种放松疗法加以阐述。

（一）渐进式肌肉放松法

渐进式肌肉放松法也叫逐步肌肉放松或深度肌肉放松，该方法通过肌肉从头到脚有序地收缩、松弛，使练习者达到全身心的放松。在进行渐进式肌肉放松之前，最好先做几组收缩—舒张优势臂肌群的动作，体会收缩放松的感觉，学会保持放松。然后按照从头到脚的顺序收缩—舒张每一组肌肉群。具体练习步骤如下：

（1）选择一间安静整洁、光线柔和、周围无噪音的房间，远离外界干扰；着装要尽量运动、休闲，修饰物要少，有利于做一些幅度较大的动作。

（2）练习者以舒适的姿势靠在沙发或躺椅上，双臂平放在沙发扶手上，两腿自然前伸，头与上身尽量靠在沙发后背上，闭上眼睛。

（3）将注意力集中到头部，咬紧牙关，使两边面颊感到很紧，然后再将牙关松开，咬牙的肌肉就会产生松弛感。逐次一一将头部各肌肉都放松下来。

（4）接着把注意力转移到颈部，先尽量使脖子的肌肉绷得很紧张，感到酸、痛、紧，然后让脖子的肌肉全部放松，以觉得轻松为度。

（5）然后将注意力集中到两手上，用力紧握双手，直至手发麻、酸痛时止，然后两手开始逐渐松开，放置到自己觉得舒服的位置，并保持松软状态。

（6）最后将注意力转指胸部，先开始用力深吸气，憋一两分钟，缓缓把气吐出来；再吸气，反复几次，让胸部感觉舒畅。

这样，以此类推，将注意力集中到肩部、腹部、腿部，逐次放松，最终使全身松弛处于轻松状态，保持一两分钟。按照此方法学会如何使全身肌肉都放松，并记住放松程序。每日照此操作两遍，持之以恒，坚持训练，必会使心情及身体获得轻松，睡前做一遍则有利于入眠。

（二）呼吸放松法

呼吸放松疗法是一种最简单易行的使身心放松的方法。深呼吸不仅能促进人体与外界的氧气交换，还能使人心跳减缓、血压降低。它能转移人在压抑环境中的注意力，并提高自我意识。当人们知道自己能够通过深呼吸来保持镇静时，就能够重新控制情感，缓解焦虑情绪。

面临突发事件或出现严重压力时，人们可以采用深呼吸的方式缓解紧张情绪、保持冷静头脑，这是专家们对那些尝试克服焦虑、恐惧（最大压力）者的一条建议。它可以随时随地进行练习，并不一定是在承受压力时才进行。自我练习的程序如下：

（1）坐在一个没有扶手的椅子上，两脚平放，并使大腿与地板平行。将背部伸直，手放在大腿前部。

（2）用鼻子进行自然的深呼吸，此时你会感觉到腹部开始膨胀，渐渐地空气在往上走，想象着空气充满了你的整个腹部。

（3）然后缓慢地呼气，你的胸腔和下肺部逐渐收缩，将气体排出。呼出时间比吸入时间长。

（4）在连续的呼气吸气当中，完全扩张胸部和肺部，感觉胸部正缓慢上升。想象空气正在腹部和胸部间向各个方向扩张。

（5）呼吸至少一分钟，保持节奏舒缓，不要强求自己。注意呼吸的深度和完全程度，并使身体放松。

反复进行多次练习后，掌握呼吸技巧能够有效减轻焦虑症状，使身心恢复平静状态。

（三）冥想放松法

冥想放松法包括集中冥想和意识冥想，是指练习者在舒适的环境中坐下来，把精神集中于一些简单的内外在刺激，比如一个单词、一件具体实物、某种消极观念或呼吸方式等。它是一种精神训练，通过冥想可以广泛集中你的注意力，成为一个客观的自我观察者，以旁观者的身份来洞悉一些负面的自发想法、情感和态度，学会以新的方法作出反应，大大提高对焦虑、恐惧念头的控制能力。还可以运用冥想法想象一个看得见的物体，如各种球类、水果或手头上可以找到的小半导体等实实在在的物体，将注意力转移到该物体上，发挥自我想象和自我暗示的能力，以减轻痛苦、压力，使身心得到放松。后者做法简便易操作，为大多数患者所接受。可依照下面的过程来练习：

（1）坐在一个安静的环境中，凝视附近随手可得的任何实物，比如桌子上的苹果、茶杯等。反复仔细观察它的（苹果）形状、颜色、纹理脉络等。然后用手触摸它表面的质地是光滑或粗糙，闻闻它的气味如何。

（2）闭上双眼，回忆这个苹果给你留下了哪些印象。

（3）随着肌肉的放松，排除杂念，想象自己钻进了苹果里。里边是个什么样子，你感觉到了什么，里边的颜色和外边一样吗？然后再假想你尝了这个苹果，它的味道是什么样的，是酸的、甜的还是涩的，给你一种什么感觉？

（4）最后想象暗示自己从苹果内部走了出来，恢复了原样。记住刚才在苹果中看到的、尝到的和感觉到的一切，然后做 5 次深呼吸，慢慢数 5 下，睁开眼睛，你会感到头脑轻松、清爽。

冥想放松可以帮助练习者学习平静思想，安抚情绪，去接收更多的内在的微妙暗示或积极强化，从而获得自我观察和控制能力；还可以降低大脑中对那些消极想法的敏感度，取而代之的是令人清新、舒适、愉悦的想法和事物。

（四）生物反馈式放松法

生物反馈式放松疗法是利用现代生理科学仪器，通过人体内生理或病理信息的自身反馈，使患者经过特殊训练后，能够进行有意识的意念控制和心理训练，从而消除病理过程、恢复身心健康的新型心理治疗方法。它是从 20 世纪 20 年代通过监测到的肌电活动帮助病人进行放松训练开始的，由肌电反馈到现在，已发展出皮肤温度反馈、脑电反馈、心电反馈、血压反馈等多种生物反馈技术。生物反馈放松法主要适用于紧张性头痛、偏头痛、支气管哮喘、焦虑症、恐怖症、高血压、腰背痛、儿童多动症等。通过此放松疗法，使患者达到躯体肌肉放松和精神状态放松，即任其自然，解除焦虑患者习惯化的警觉过度与反应过度的身心状态。

1. 具体做法

患者坐在一张有扶手的靠椅、沙发或是躺椅上，在安静的诊疗室里，躺在生物反馈仪旁，接上仪器的电极。首先，需要进行肌感练习，消除患者紧张情绪。病人一边注意听仪器发出的声调变化，一边注意训练部位的肌肉系统，逐步让病人建立起肌感。同时在进行训练时，要采取被动注意的态度，病人利用反馈仪会很快掌握这种技巧，迅速打破长期紧张的疾病模式而进入放松状态。其次，为了逐步扩大放松的成果，将仪器灵敏度减低，以提高病人的适应性。这就是所谓的塑造技术，此技术能将放松水平提高到一个新的水平上。最后，病人学会在没有反馈仪的帮助下，也能运用放松技术来得心应手地处理所遇到的各种事件。这就是将技能转换成完全适应日常生活的技术，可以使病人完全自觉地运用放松技术，达到防治身心健康的目的。

2. 案例分析

胡女士，32 岁，公司职员。患头痛、失眠、心烦意乱已有十几年，偶尔出现阵发性心悸、急促、惊恐，反复发作一年多。胡女士称近期一有点儿事就会心烦意乱，甚至头晕头痛，很少有心情安静的时候；原本心态良好的自己常为小事发火，和客户争吵，事后又很后悔，领导对此多次提意见；似乎没有安全感，时时刻刻都有些提心吊胆，总担心有灾难降临，经常失眠多梦。家里人反映她整日双眉紧锁，坐立不安，胸闷胸痛。在某医院经过多次检查诊断为神经衰弱，服药并未有所好转。一年前，在上班途中突感呼吸困难、心慌、恐惧，于是大声尖叫、抱头乱窜、浑身打战、大汗淋漓，持续十几分钟后瘫软在地。此后有过多次类似情况发生，每次持续十多分钟，程度较首次发作轻。多为急促心悸、胸闷，出现濒死感、窒息感和自我失控感。经协商，来访者同意接受生物反馈治疗。

【治疗过程】

第一次治疗：在向来访者介绍肌电反馈仪后，首先将电极安放在她的手臂上，让她用力和放松；然后查看反馈仪上的指针的变化。通过反复训练，她对治疗仪器产生了兴趣，激发了接受反馈训练的动机。然后，咨询师将电极改在来访者额部，此时肌电维持在 $15\mu V$ 左右波动。咨询师告诉她这个数值意味着她目前处于一种极度紧张焦虑的状态，但通过有目的的学习放松，这个数字是可以改变的。当额部肌电降低后，她会感觉到轻松和平静。

家庭作业：让来访者练习放松，仔细体会紧张和放松的区别，过程如下：先咬紧牙关，然后放松，反复练习，仔细体会紧张和放松的主观感觉。然后练习皱眉再舒展，仔细品味两者的不同感受。

第二次治疗：来访者进入治疗室后先休息 5 分钟左右，再将电极安放在前额，测量基线水平。其一分钟内平均额部肌电位 $13.8\mu V$。咨询师将预置值设在 $13\mu V$，用语言引导，让来访者闭眼放松。治疗结束时，来访者能将肌电控制在 $13\mu V$ 以下。

家庭作业：根据来访者自己的体会，并结合咨询师的指导语在家里练习放松。

第三次治疗：来访者稍事休息后，测量其额部肌电的基线水平，测量结果为 $13\mu V$，经过每天一次的肌电反馈治疗，连续治疗 4 天之后，来访者感觉到焦虑有所缓解，在药物的帮助下可维持 $6\sim7$ 个小时的正常睡眠。为了巩固成绩，反馈治疗改为 $2\sim3$ 天 1 次，其余时间在家里反复练习。在近一个月的治疗中，未发现惊恐发作，焦虑症状有很大缓解。为加强疗效，来访者每周仍做一次反馈治疗，共持续三个多月，直到症状消除，恢复身心健康。

【注意事项】

在使用该疗法治疗焦虑症时应注意，并非每一个接受生物反馈治疗的患者都能够从中得到益处。必须让患者了解，生物反馈治疗有别于普通的医学治疗。普通的治疗，如打针、吃药、手术，只要被动接受就行，而生物反馈治疗却是一个主动参与的过程。生物反馈仪本身对求助者没有任何治疗作用，除了信息以外，它没有给患者提供任何物理的、化学的干预。患者必须明白，是他自己在支配那些反馈信号的变化而不是仪器在支配它。如果患者不能够理解各种声、光反馈信号的意义，坐在反馈仪前无所用心，那么他将一无所获，永远达不到预期的治疗目的。

总之，不管使用哪种放松疗法，他们的最终目的只有一个，就是放松身体、恢复身心平静、缓解紧张压力、冷静地对待一切非理性反应、积极乐观地对抗负性情绪和不良症状。选择一种适合自己的或者自己感兴趣的放松疗法，坚持每天练习，一段时间的锻炼之后，你会发现事物重新恢复了原来的生机，一切都在掌控之中。

第二节　心理相关疗法

一、认知疗法

（一）原理

认知疗法（Cognitive Therapy）是由梅钦伯姆，艾利斯和贝克（Meychenbaum，Ellis & Beck）倡导使用的。他们认为：

（1）认知是情感和行为反应的中介，引起人们情绪和行为问题的原因不是事件本身，而是人们对事件的解释。

（2）认知与情感、行为互相联系，互相影响。负性认知与情感、行为障碍互相加强，形成恶性循环，是情感、行为障碍迁延不愈的重要原因。因此，打破恶性循环是治疗心理行为问题的一个关键。

（3）情绪障碍患者往往存在重大的认知曲解，这些认知曲解是患者痛苦的真正原因，一旦认知曲解得到识别和矫正，患者的情绪障碍必将获得迅速改善。

认知疗法的特点：原理明了，容易掌握；操作性强；短程，适应范围广；规范；治疗目标清楚，方便评估；平等协作的医患关系；家庭作业的大量采用。

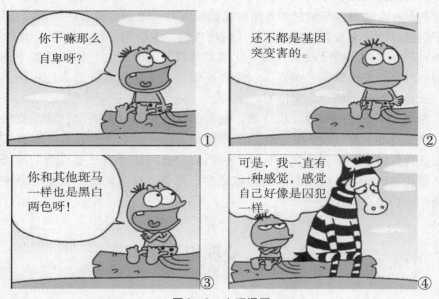

图 3－3　心理漫画

（二）程序

（1）系统介绍焦虑的相关知识，纠正求助者对焦虑症的误解，并由此解析求助者的心理特征，找出影响其焦虑的各种精神和社会环境因素。

（2）鼓励求助者通过记日记等方式记录自己对疾病的认识及观念转变情况，并引导求助者发现其认知模式存在的问题。

（3）鼓励求助者表达焦虑情绪，从而矫正其错误的认知，建立健康、正确的认知系统。

（三）案例分析

老李是位 40 多岁的中年女性，她对家人关心照顾，对工作也认真负责，但大家都说她总是过分紧张，有着无穷的忧虑。她自己也说："好几年来，我一直被那无穷的忧虑所折磨，感到很痛苦。"当问到她在忧虑什么的时候，她说，首先她担心孩子，担心他吃不好、睡不着。当孩子遇到学习问题，她会比孩子更急。如果到该放学的时候孩子还没有按时回家，老李就开始担心了，她会把饭菜热了又热，在家门口焦急地转来转去。另外，她也担心老公出事。如果她老公出差坐飞机，她就整天看电视新闻、报纸，看有没有什么飞机出事故的消息。最后，她还担心她自己，出门怕雨淋着，怕身体虚弱，怕走得太快跌倒，上班的时候怕出错受领导批评……有一次，一同事心脏病突发被送到医院，于是老李又开始琢磨自己心脏是否有问题，会不会突然有一天像那同事一样被送到医院。于是，老李接连去了几次医院。老李说，她经常辗转反侧，难以入睡，老是为一点小动静而惊醒，害怕会出现什么不好的情况。上班时也不能集中注意力，脑子里总是一片空白。回家了，又为了一点点小事跟老公吵架或发脾气。

对老李这一案例，采取认知疗法治疗的步骤如下：

（1）通过老李的诉说，咨询师诊断她的情况属于广泛性焦虑的一种，并向老李介绍有关焦虑的知识，帮助老李分析造成她这种心理困扰的主观和客观原因。其中包括来自她自己施与的压力，以及家庭和社会（主要是工作上）的压力。

（2）让老李在下次焦虑的时候，把她具体焦虑的事情记录下来，并记录自己当时的思维过程以及情绪变化。然后等事情过后再回去把自己写的东西拿出来，分析自己当时为什么会在事情没有发生时就那样想，找出自己认知方面的误区。暗示自己下次出现这种情况的时候先冷静思考一下，然后再试图让自身的情绪平静下来。

（3）咨询师进一步根据老李记录的事件，帮助分析她的认知误区并逐步引导其建立正确的认知系统。

（四）注意事项

（1）治疗广泛性焦虑症适合此方法，即焦虑泛化到生活和工作的各个方面。

（2）认知疗法更主要的是求助者的支持和理解，因此，建议求助者运用自身的心理暗示，进行自我调节，更早脱离焦虑的苦海。

二、合理情绪疗法

（一）原理

合理情绪疗法（Rational Emotive Behavior Therapy，REBT）是艾利斯于20世纪50年代在美国创立的一种认知疗法。其基本观点为：人的情绪不是由某一诱发性事件的本身所引起，而是由经历了这一事件的人对这一事件的解释和评价所引起的。

1. 理论

（1）人生来就有非理性思考的倾向，情绪障碍是由于非理性信念、绝对性思考和错误评价造成的。

（2）人同时有以理性信念对抗非理性信念的潜能。

（3）造成问题的不是事件本身，而是个体对事件的评价和解释。

2. 非理性信念

艾利斯认为，人们在对事件的评价和解释中往往存在非理性信念，主要包括：

（1）人应该得到生活中所有重要人物的喜爱和赞许；

（2）一个人应该在各方面都能力十足；

（3）犯了错误，就一切都完了；

（4）任何事情都要按自己意愿发展，否则就太糟了；

（5）情绪是由外界事件决定的，自己无法控制；

（6）总是担心灾祸降临；

（7）逃避困难和责任比正视它们容易；

（8）人总要依靠他人，尤其是要依靠强者；

（9）过去事件的影响无法消除；

（10）任何问题都应有一个圆满的正确答案；

（11）一个人应对别人的问题关注并负责。

（二）程序

该疗法有着一套理论基础，那就是ABCDE理论。A. 刺激性事件；B. 信念或信念系统；C. 情绪和行为后果；D. 察觉、同不合理信念争辩；E. 认知、情绪和行为效果。下面通过一个例子来进行说明。

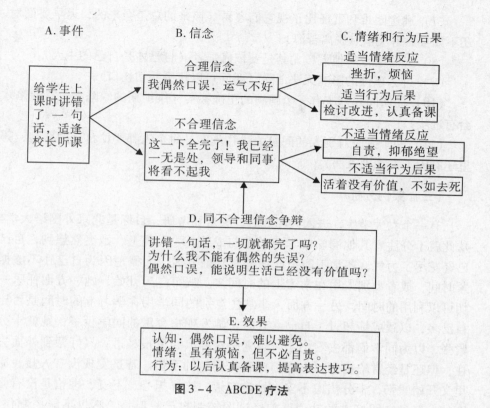

图 3－4　ABCDE 疗法

从上可以看出，人们对一件事情的看法，关键是要同不合理的信念作斗争。如果针对上面的非理性信念，我们能像以下这样辩证看待，结果就大不一样了。

（1）人应该得到生活中所有重要人物的喜爱和赞许（走自己的路，让别人去说吧）；

（2）一个人应该在各方面都能力十足（人无完人，金无足赤）；

（3）犯了错误，就一切都完了（知错能改，善莫大焉）；

（4）任何事情都要按自己意愿发展，否则就太糟了（我不能改变世界，唯有改变自己）；

（5）情绪是由外界事件决定的，自己无法控制（内因才是事物发展的根本原因）；

（6）总是担心灾祸降临（祸福相依是常有的事情，是福不是祸，是祸躲不过）；

（7）逃避困难和责任比正视它们容易（该来的总是会来的，迟早要面对，还不如早点解决早点脱离苦海）；

（8）人总要依靠他人，尤其是要依靠强者（自己才是自己的主人）；

（9）过去事件的影响无法消除（时间可以抚平一切伤口）；

（10）任何问题都应有一个圆满的正确答案（维纳斯的缺陷美，有缺陷才会有进步）；

（11）一个人应对别人的问题关注并负责（每个人都要忙自己的事情，哪里还有闲工夫管别人啊）。

（三）案例分析

有一个女大学生，进入大四之后，决定要考研，目标是北京外国语大学。从此就十分注意其他同学的学习动态与成绩。一天晚上，她突然想到，自己已经花尽了力气，还是不能把成绩提高到前五名，大概是因为自己还不够抓紧时间，或者没别人用在学习上的时间多。从第二天开始，她一方面抓紧一切可以利用的时间，另一方面，非常注意别的同学用在学习上的时间是否比自己多，以致成绩超过了自己。有时，她发现宿舍里的同学少了，她就十分紧张，以为同学们都去看书了。她老是这样，心里很难过，只好搬到外面去住，但还是经常给宿舍打电话，或者打同学的手机。若是发现没有人接，心里又开始紧张，十分焦虑不安。她也知道，这样担心、不安、害怕是没有必要的，经过亲朋好友的劝说，曾经试图控制自己。但是，不仅不能控制住，反而更加苦恼。过了一段时间之后，她开始变得注意力难以集中、记忆力不好、学习效率严重下降，不仅不能保持原有的成绩，反而下滑很多。到了11月份，睡眠也开始出现了问题，开始不易入睡、易醒、常做噩梦。经常梦见别人都考取了研究生，只有自己落榜，醒后又很害怕。后来失眠更加严重，以至于一夜只能睡一两个小时，有时还要拉着妈妈陪睡。这位求助者进咨询室时，医生发现她紧张不安、双眉紧锁、双手有些颤抖，安静地坐一会儿就难过。求助者母亲反映：女儿好发脾气，天天看书，又说看了没有用，看不进去。求助者自己也说，有时看了三个小时还不如以前半个小时的效率高，不能和别人正常交往，经常在房间内走动，好喝水，月经不正常。

根据其症状，可以诊断为神经性焦虑状态。按照合理情绪疗法的步骤，先找出求助者的问题所在。求助者在考研期间学习成绩下降了，而且即使自己花了更多的时间也没能达到理想的成绩要求——这是"激发事件"。于是，她就有了一种想法，认为是自己花的时间不够，当其他同学在学习的时候她不在学习，所以其他同学就比她有更多的时间用在学习上了——这是"对激发事件作出的判断和评价"。于是她一看到宿舍里没有多少同学了，就认为他们都是去学习了。所以就搬到外面去住，希望有更多的时间用来学习。而在外面给宿舍里打电话没人接，就认为她们是去学习了。因此就紧张不安、焦虑担心，认为自己花的时间不够，赶不上同学的步伐——这是"不合理信念"。因此，到最后，注意力难以集中，记忆力不好，学习效率严重下降，不仅不能保持原有的成绩，反而下滑很多——这是求助者"不良的情绪和行为后果"。

因此，在这个案例中，这位女大学生应该思考的问题是：周围环境变化了，如宿舍里人少了，是因为大家都去学习了吗？还是因为有其他事情出去了？或许是去进行体育活动了。打电话没人接，是有其他事情没有听到电话或者其他原因呢？还是她自己心里想着大家在学习这个原因，一直在心里记着念叨着，所以导致自己注意力不集中、焦虑不安、学习效率不高、考试成绩不理想，然后又陷入焦虑猜疑的旋涡，从此不能自拔。因此，让求助者知道，只有改变自己的这种非理性信念，同自己的这种非理性信念争辩，不让外界环境控制自己的情绪，才能很好地控制自己的行为。同时告诉她要坚定自己的信念，走好自己的路，不管别人在做什么，做好自己的就可以了。

（四）注意事项

由于合理情绪疗法主要依靠求助者在心理上暗示自己要合理地控制自己的思想和情绪，因此这种方法只适用于程度较轻的焦虑症状，对比较严重的焦虑情况不宜用此方法。

三、认知行为疗法

（一）原理

此疗法由贝克倡导使用。

1. 心理问题的层次

就人们的心理问题，贝克提出了两个层次：

（1）浅层的负性自动想法（Negative Automatic Thoughts）；

（2）深层的功能失调性假设或图式（Underlying Dysfunctional Assumptions, Schemas）。

大部分焦虑患者是因为负性自动想法的干扰导致心理问题的产生。如果浅层的负性自动想法恶性循环，将会进入深层的功能失调性假设或图式，可能导致更严重的心理问题。而这种恶化，很大程度上依赖于患者自身对问题的看法，即他们的认知模型决定了他们对问题的看法以及解决办法。

2. 常见心理障碍的认知模型

（1）抑郁症：消极地看待自我、自己的体验与自己的未来。

（2）焦虑症：担心身体或心理上的危险。

（3）惊恐障碍：对身体或心理的不适感觉作灾难性错解。

（4）强迫症：重复行为以摆脱焦虑烦恼。

（5）神经性厌食：担心发胖或体型不美。

3. 常见的认知曲解类型

（1）非黑即白的绝对性思考。坚持一种不现实的标准，认为自己达不到标准就是失败。

（2）任意推断。缺乏事实根据，草率下结论。

（3）选择性概括。仅根据个别细节就对整个事件下结论。

（4）过度引申。在一个小小失误的基础上，作出关于整个人生价值的结论。

（5）过度夸大和过度缩小。过分夸大自己的失误，过分贬抑自己的优点。

（6）个人化。将一切别人的不幸和事故都归因于自己的过失。

（7）选择性消极关注。选择一个消极的细节，并只关注这个细节而忽略其他方面，导致整个情境都染上消极的色彩。

（8）情绪推理。"跟着感觉走"，认为自己的消极情绪一定反映了事物的真实情况。

（9）"应该"倾向。常用应该或不应该来要求自己和别人，从而常常导致内疚、悔恨。

（10）乱贴标签。以偏概全，随意将自己的问题贴上一个标签。

（二）程序

通过实例来进行分析。

某男，38岁，某工厂的技术厂长，4个月前左眼视力下降，去医院检查时医生说有"恶性病变"可能，顿感情绪紧张、失眠。后虽查明疾病为视网膜陈旧出血，并非恶性，但因医生表示无法恢复视力，他出现抑郁、疲乏无力的症状，认为今后无法工作，整日愁眉苦脸、呆坐、兴趣索然。曾在某医院诊治近 4 个月,诊断为抑郁症,先后服用阿米替林、多塞平等药物,仍无好转,更感失望,认为病已无法治好,萌生自杀念头,前来咨询。

1. 治疗的第一阶段:第 1~3 次会谈

第一次会谈,重点在于进行临床评估,特别是详细询问抑郁发生发展的过程。通过了解,未发现轻躁狂证据,会谈时发现有抑郁、自责,并有自杀念头,无幻觉、妄想等精神病性症状。贝克抑郁自评量表(BDI)评分为 27 分。考虑为非精神病性单相抑郁症伴有显著焦虑,适宜采用认知治疗,但急需处理的是自杀危机。为了缓和焦虑,先进行肌肉放松训练,作为家庭作业每天练习。

第二、三次会谈的要点是导入认知治疗原理和过程的说明。告诉患者,治疗过程完成之前还要准备承受一定的痛苦;说明情绪与认知、行为的相互关系抑郁与负性想法、适应不良行为的相互影响;强调认知治疗的"自助"性质,要求患者积极参与;强调"解铃还需系铃人"原则。布置情绪监测作业、问题排列表、促进活动性作业。

治疗第一阶段的注意事项:

(1)倾听和鼓励诉说极其重要。

(2)努力建立亲睦、和谐、协作的治疗性关系。

(3)每位患者都应进行全面、多维评估,找出关键问题。

(4)分清轻重缓急,有自杀危机时应先作危机干预。

(5)善于说明认知治疗原理和过程,帮助树立信心,增强希望。

(6)强调"解铃还需系铃人"原则,鼓励病人积极参与。

(7)增强患者活动性,打破恶性循环

2. 治疗第二阶段:第 4~15 次会谈

第二阶段会谈的重点,是通过增强活动性作业执行以下情况讨论:①抑郁与负性认知(负性自动想法)、适应不良行为有关,其间存在恶性循环;②抑郁情绪是可以改变的;③识别负性自动想法,说明抑郁认知三联征、认知曲解的类型,要求患者执行三栏作业;④检验负性自动想法,反复进行。以下是关于如何识别和检验负性自动想法的咨询过程节选。

治疗师:有什么事使您情绪不好吗?

患者:主要是在职研究生考试问题。这老早就已报过名了,现在还有一个月就要考试,可我还是感觉不好,浑身无力,半年多没有看书,怎么准备也来不及了。我看一定考不好了。医生,您说我能参加考试吗?

治疗师:您的意思是说,如果参加考试,会遭到失败,对吧?

患者：是啊！我现在想平静地坐着看一两小时的书也不行，考试时这样怎么行？

治疗师：（问其妻）您觉得他现在能不能参加考试？

患者之妻：（摇摇头）恐怕不行。

治疗师：那么，有没有其他机会或补救办法？

患者之妻：导师原来很希望收他读在职研究生，要他帮助做点工作。所以导师说如果这次因病不能通过，可以破例同意几个月后再重考一次。

治疗师：好。这说明如果这次考得不行，还有机会。假定您现在不复习就去考试，估计能考多少分？

患者：恐怕只有 50 ~ 60 分。

治疗师：好。我的想法和你们有点儿不同，您不妨去参加这次考试。轻松一些，能复习多少就复习多少。如果考试通过了，那很好，说明您的知识掌握得不错，并不像您现在预测的那样。如果考得不好，也不要紧，因为还有机会再考，甚至即使考得不好，这个情况对您了解自己也有价值。可以让您了解自己的能力受抑郁症的影响有多大，您看是不是？我们以前讨论时曾说过抑郁症患者常有负性自动想法……虽然它并无足够证据，但抑郁症患者常相信它是真实的。您现在认为"考试一定会失败"的预断就是这种情况，它使您情绪不良、紧张不安，是不是？认知治疗就是要帮助您认识这种负性自动想法，然后对这种想法是否符合真实情况再进行检验。您看我们把这次考试当做对您的预断的一次检验，好不好？

治疗第二阶段注意事项：

（1）识别和检验负性自动想法是 CBT 的一个重要环节。

（2）识别负性自动想法常用 A—B—C 系列方法，向患者说明负性自动想法特征、认知三联征。

（3）讲解认知曲解的常见类型，要求患者对照，鼓励患者执行三栏作业，并进行讨论。

（4）检验和挑战负性自动想法是 CBT 成功的关键，要善于运用言语盘诘和行为实验。

（5）改变患者负性自动想法应采用"协同检验"方法，不是说服、解释。

（6）挑战负性自动想法应采用"无丧失方式"，使患者乐于接受。

3. 治疗第三阶段

第三阶段会谈重点是在多次熟练处理负性自动想法和执行认知治疗日记

的基础上，将治疗重点转移到识别和改变潜在"功能失调性假设"上。识别潜在功能失调性假设的常用方法有：查找负性自动想法的主题；分析逻辑错误；盘问追根法。最终达到改变潜在功能失调性假设或图式，找到比较合适的认知加以替代。以下是关于如何识别和改变潜在功能失调性假设的咨询过程节选：

患者：我对事情的估计过于悲观，常容易想消极方面。

治疗师：确实如此。您刚来就诊时说自己的病不会好转甚至想自杀，考研究生时认为一定会失败……虽然这些预测都已证明和事实不符，但给我们的提示是您对自己的评价似乎采用了一种完美主义的标准。……是不是这样？

患者：嗯，我是有这种倾向，总要完美无缺。

治疗师：做事要求高标准，这是好的。但我们不能把它绝对化，因为世界上不存在绝对完美的人和事物。"人无完人"，每个人都会有缺陷或弱点，您同意吗？

患者：对，看来这是我的关键问题。……怎么办呢？

治疗师：采取完美主义态度，就会对自己的缺陷不满意，表现得很敏感。不管做什么事情，都容易想到消极方面，引起挫折的预感，做事之前就会担心失败，这就是您消极预测产生的根源。学会接受自己的缺陷和弱点，改变完美主义态度，这是一个根本性质的问题。您也可采用对付负性自动想法的方法对付它。然后找出比较合理的替代信念，即保留有利方面而无不利后果，在日常生活中反复实践。

治疗第三阶段的注意事项：

（1）识别和修改图式是 CBT 的又一个重要环节，对预防抑郁复燃或复发有重要意义。切不可因为抑郁情绪已好转而忽略。

（2）图式早年形成，通常不予表达，故不易识别。

（3）图式有相当的稳定性，言语盘诘要反复进行。找到比较合理的替代信念后要在行动中反复练习。

4. 治疗第四阶段

结束与随访，如上例，夫妻同来表示感谢，觉得病已治愈，已能正常学习，担任原厂长工作。半年后，其父来告，患者数月内开发了许多新技术项目，被晋升为总工程师。

第四阶段应是医患商定的治疗目标实现，随访显示疗效确实可靠后结束治疗。CBT 有一定结构性，需要一定过程。此例治疗性会谈 21 次，长达 8 个月，完成全程治疗。

（三）会谈中的盘问技术

情境：上课时看到两个学生打盹睡觉。
情绪：自责、焦虑、抑郁。
想法：这堂课讲得不好，不能引起同学兴趣。

↓

假如那是真的，对你意味着什么？

↓

学生们将学不好课程。

↓

假如他们真的学不好你教的课程。

↓

对你意味着什么？

↓

我的工作做得不好。

↓

假如你的工作做得不好，对你又怎样？

↓

我是个不行的教师。

↓

假如你是这样，那又如何？

↓

迟早会被人家发觉。

↓

发觉是什么意思？

↓

所有的人都知道我不好，会瞧不起我，说明优秀教师是假的，要使人家认为自己好，就必须把每件事都做好。

（四）治疗作业

1. 每日日常活动安排表

表 3 – 2　日常活动安排表

日期：　　　　年　　　月　　　　日			
时间 （以小时为单位）	活动计划	完成 0～10 分 0 未做，10 完成	愉快感 0～10 分 0 不愉快，10 最愉快
8：00～9：00			
9：00～10：00			
10：00～11：00			
11：00～12：00			
12：00～13：00			
13：00～14：00			
14：00～15：00			
15：00～16：00			
16：00～17：00			
17：00～18：00			
18：00～19：00			
19：00～20：00			

2. 三栏作业

表 3 – 3   三栏作业

负性自动想法	认知曲解类型	合理想法

3. 治疗日记

表 3 – 4   治疗日记

日期	情境	情绪	自动想法	合理回答
	说明引起不良情绪的事件或回忆	说明情绪性质（悲伤，焦虑）评定程度 0%～100%	记下情绪出现之前的想法，评定相信程度 0%～100%	写下对自动想法的合理回答，评定对合理回答的相信程度 0%～100%

四、意志与行为疗法

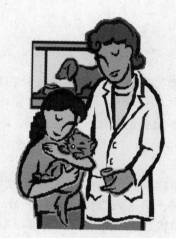

图 3 - 5　心理漫画

（一）原理

　　意志与行为疗法是通过意志的控制来使行为得到改变的一个过程。通常可用到的方法有系统脱敏法和示范疗法。在此介绍其中的一种。系统脱敏法也称缓慢暴露法，是一种让个体以小步子渐进而缓慢地与其所惧怕的事物或情景接触，同时从事与焦虑相对抗的活动（比如放松）以克服恐惧和焦虑的方法。这是对恐怖症实施心理干预的一项最常用的技术，是由美国学者沃尔帕创立和发展的。系统脱敏疗法的理念认为，人不可能同时做两个互不兼容的反应，不可能在很轻松的同时又很紧张。因此，可用放松抗衡焦虑。通过逐步消除神经性反应来控制焦虑。当病人面对一种较弱的引起焦虑的刺激时，让病人产生一种在生理上抑制焦虑的放松状态。当较弱的刺激能够忍受以后，再逐渐增加刺激的强度，到最强的刺激也不能引发焦虑为止。

（二）程序

1. 确定焦虑等级
2. 进行放松训练
3. 实施系统脱敏
4. 家庭作业
（1）每天记录引起紧张的情境，并注意区分在这种情境下引起紧张的因素。
（2）每天至少进行 15 分钟的紧张—放松训练，以巩固学到的技能。

（三）案例分析

小 A 个子瘦小，性格内向，但学习刻苦认真，属于自尊心很强的学生。以前成绩在班级排第 3 名，但进入高中后，高一第一学期的每次阶段考试，她的成绩一直处于下滑的状态。由此她变得更加沉默，学习也更加刻苦，时常连课间休息都不活动放松或与同学聊天，整天埋头看书做功课。第二学期期中考试考完后，她感到腹部疼痛，并且接下来几天都没好转，于是决定到医院检查。经过医生认真检查后，没发现肠胃病变和感染症状，于是医生认为有可能是学习紧张、休息不好、体质下降、抵抗力低而引起肠胃不适。服过几天药后，小 A 自觉症状并没好转。之后在召开的家长会上，小 A 的爸爸看到女儿的成绩，心里很着急也很失望，但他没有鼓励小 A，而认为是她贪玩、分心造成成绩下滑的。之后的半个学期里，小 A 心里更难过，虽然她比以前更加努力学习，晚上看书看得很晚，但由于注意力难以集中，学习效率和成绩依然下降。快到期末考了，小 A 一想到考试就坐立不安，拿起书来就心烦，越想学越学不下去，还伴有腹痛。之后情绪更加低落，在教室里哭泣，甚至还想到了退学。因此，从她的情况来看，缺少父母的关爱和理解，认为没有好的成绩，父母就不会喜欢她了，以及过去考试失败的经历导致了她心理的超负荷压力，以至于不能很好地面对考试。

根据系统脱敏疗法的一般程序，来帮助她缓解考试焦虑。

1. 确定焦虑等级

请小 A 将产生各种不同焦虑的有关情境写在一张纸上，再把这些焦虑情境按轻重进行排序，确定焦虑的等级。列出的考试焦虑等级如下：

表3－5　考试等级焦虑表

情　境	焦虑等级
（1）在温馨而安静的家里，靠在妈妈的身边沐浴着温暖的阳光，听着音乐……	0
（2）在家里或宿舍里做作业	20
（3）在教室里做作业，看到同桌比自己做得快	40
（4）老师说过10天要月考，要大家认真复习迎考，心里就开始紧张、烦躁不安	60
（5）期中考试考较不擅长的学科时，比较紧张、心跳加快	80
（6）期中考试考最薄弱的学科时，极度焦虑、手脚冰凉、眼前一片空白、想逃离考场	90
（7）高考失败，我的一生就完了	100

2. 进行放松训练

首先，学会深呼吸并放松。在此训练过程中伴以低声、轻松、缓慢、悠扬的音乐。第一步，让小A坐在舒适的椅子上，双手放在腿上，整个身体保持舒适、自然的姿势。然后，让小A微闭眼睛，避免一切干扰或杂念，用鼻子深深地吸一口气，心中默念一、二、三，然后用嘴缓慢地把气呼出。再者，帮助其学会全身放松。对身体各个部分的肌肉逐渐地进行放松训练。最后，达到全身心的放松。

3. 实施系统脱敏

按照焦虑梯度逐一进入某一情境，同时要求小A内心努力放松并尽可能持续地保持这一放松状态，并且大声说出此时她心里的感受是什么样子的。这时，咨询师就要指导她体验放松的感觉，做深呼吸，直至她能够体验到完全放松为止。然后再指导她重新想象刚才的情境，重新放松，直至想象中不再伴随焦虑反应为止。确认小A已经掌握整个放松方法，布置她回去练习，建议在每天睡觉前做两次。

经过两个星期的系统脱敏治疗后，小A感觉好多了，心理压力减轻，心情舒畅，听课效率也提高了。

（四）注意事项

（1）如果引发求助者焦虑的情境不止一种，可以针对不同的情境建立几个不同的焦虑等级表，然后对每个焦虑等级表实施脱敏训练。

（2）在系统脱敏过程中，如当一开始焦虑分数就超过 50 分，那么仅依靠重复放松很难降低其焦虑水平。这种情况表明焦虑等级设计得不够合理，应该将焦虑等级划分得更细一些，使每个等级的跨度不要太大。

（3）有的求助者不能用想象和放松的方法降低焦虑水平，可考虑改用其他方法。

五、精神分析疗法

（一）原理

精神分析疗法（Psychoanalysis Therapy）又叫心理分析疗法、分析性心理治疗，是心理治疗中的一种重要治疗方法。它是奥地利精神科医师弗洛伊德在 19 世纪末创立的。精神分析疗法的实施，精神分析的技巧，主要由自由联想、解释、释梦和移情四部分组成。它的启蒙者是催眠术的先驱麦斯麦，在此基础上，弗洛伊德创立、发展并完善了精神分析学说。应用此疗法使病人从无拘束的会谈中领悟到心理障碍的症结所在，并逐步改变其行为模式，从而达到治疗的目的。

（二）程序

因为精神分析理论认为心理障碍是潜意识中的矛盾冲突引起的，所以精神分析疗法致力于挖掘病人压抑到潜意识中的幼年创伤性经验，将其带入到意识之中，启发病人重新认识这些经验，使潜意识的矛盾冲突获得解决，从而消除病人的症状。精神分析心理疗法主要采用自由联想、释梦和催眠等技术来达到治疗的目的。

1. 自由联想（Free Association）

弗洛伊德认为浮现在脑海中的任何东西都不是无缘无故的，都是具有一定因果关系的，借此可挖掘出潜意识中的症结。自由联想就是让病人自由诉说心中想到的任何东西，鼓励病人尽量回忆童年时期所遭受的精神创伤。精神分析学说认为，通过自由联想，病人潜意识的大门不知不觉地打开了，潜意识的心理冲突可以被带入到意识领域，医生从中找出病人潜意识之中的矛盾冲突，并通过分析促进病人领悟心理障碍的"症结"，从而达到治疗的目的。自由联想是精神分析的基本手段。

2. 梦的解析（Dream Analysis）

弗洛伊德在他的著作《梦的解析》中认为，"梦乃是做梦者潜意识冲突欲望的象征，做梦的人为了避免被他人察觉，所以用象征性的方式以避免焦虑的产生"，"分析者对梦的内容加以分析，以此来发现这些象征的真谛"。所以发掘潜意识中心理资料的另一技术就是要求病人在会谈中也谈谈他做的梦，并把梦中的不同内容自由地加以联想，以便治疗者能理解梦的外显内容（又称显梦，即梦的表面故事）和潜在内容（又称隐梦，即故事的象征意义）。

3. 阻抗（Resistance）

阻抗是自由联想过程中，病人在谈到某些关键问题时所表现出来的自由联想困难。其表现多种多样，如正在叙述过程中突然沉默，或转移话题等。阻抗的表现是意识的，但根源却是潜意识中本能的有阻止被压抑的心理冲突重新进入意识的倾向。当自由联想接近这种潜意识的心理症结时，潜意识的阻抗自然就发生作用，阻止其被真实地表述出来。精神分析理论认为，当病人出现阻抗时，往往正是病人心理症结所在。因此，医生的任务就是不断辨认并帮助病人克服各种形式的阻抗，将压抑在潜意识的情感发泄出来。克服阻抗往往需要很多时间。

4. 移情（Transference）

移情是病人沉入对往事的回忆时，将童年期对他人的情感转移到医生身上。移情分正移情（Positive Transference）和负移情（Negative Transference），正移情是病人将积极的情感转移到医生身上，负移情是病人将消极的情感转移到医生身上。借助移情，可把病人早年形成的病理情结加以重现，重新"经历"往日的情感，进而帮助他解决这些心理冲突。

5. 解释（Interpretation）

在治疗过程中，治疗者的中心工作就是向病人解释他所说的话中所隐含的潜意识的含义，帮助病人克服抗拒，使被压抑的心理资料得以源源不断地通过自由联想和梦的解析暴露出来。解释是逐步深入的，根据每次会谈的内容，用病人所说过的话作依据，用病人能理解的语言告诉他心理症结的所在。解释的程度随着长期的会谈以及对病人心理的全面了解而逐步加深和完善，而病人也通过长期的会谈在意识中逐渐培养起对人对事成熟的心理反应和处理态度。

（三）案例分析

这是一例运用催眠法治疗强迫性焦虑的案例。一名艺术系的大学生，每见到阴天、雨天的时候，一种惆怅、哀怨、莫名的自怜心绪便会席卷而来。会莫名其妙地担心爸爸、妈妈的身体，担心家里会突然打来电话报告什么坏消息。上课回答问题，一旦老师点名，即使答案已准备好，站起来的那一瞬间脑袋里却一片空白。她喜欢画画，每次都一定要尽善尽美，哪怕别人认为早已合格，她却执著地一改再改，不放过任何一个细节，力求完美。

Y – G 人格测验（Yatabe – Gntlford Test）发现，她属于亚典型的 E 型人格：从个性上看，她显然十分敏感；比较容易担心一些事情，哪怕是芝麻大小的事儿；暗示性极强；内向显著。分析她的成长历程，压力并非来自父母，而恰恰是来源于她对自己的严格约束。

咨询师决定首先通过催眠使她放松下来，再着手寻找一些她可能有的担忧的情结，追根溯源。

"我担忧什么？"

请她闭上眼睛。在舒缓、轻松的背景音乐的映衬之下，开始运用语言指导她进入催眠状态。

请想象一支正在缓缓熔化的蜡烛，就在你的头顶，给你带来温暖、舒适的感觉，于是你的头部开始放松。她的头微微地垂着，眼睫毛有一点颤抖。可以明显发觉，她正在努力地试图进入诉说的情景之中。

接下来是脸部、颈部、肩部、胸部、背部、两手臂以及下肢的放松……她配合得十分默契，很自然地依照指导语将两手放在膝盖上，让自己舒服地靠在椅子背上。于是告诉她："现在你来到了海边，阳光下的海滩是金色的。风吹拂在你的面颊上，很滑爽、很清凉，也很惬意。所以虽然有风，但是一切都很安详……"她的脸上十分放松，带着一种陶醉的神色。这样一幅景色，不知她看到了什么，一派神往的样子。

咨询师希望她能够在对自我、对家庭方面的观念都有进步，多一份宽心，少一份过多的牵绊与纠缠，说道："现在你从沙滩边回到了家。一直盼望着回家，终于你推开了家门……"这时看到她沉浸在一种深深的情绪之中，一动也不动。"我回到了家，在家里来回转悠……现在我想回到海边。再去吹吹风、看看海鸟吧！"她的身体有些许的战栗，看上去整个人十分紧张，犹如看到了电影中最为激烈的高潮部分。

"你在海边漫步，看到一种飞鸟在飞快地滑翔。"随着咨询师的话语，她渐渐恢复了平静。在海边待得久了，打算请她想象回到了学校。"结束了一天的路程，你终于回到了美丽的校园。"过了不久，请她睁开眼睛。

她微微摇晃着头，睁开眼，"不行，我的头很晕，怎么办？"她的思绪依旧回旋在纯粹联想的情境中，必须慢慢地走出来。她说自己还在想着海边的水鸟。让她闭上眼睛，"好吧，既然这样，我们就从海边缓缓地走回来吧；之后，我们再来校园里看看风景……最后，回到咨询室，感觉很轻松"。

她长长地吁了一口气，笑盈盈地睁开了眼睛。

她说看到了海边的那种海鸥，还有一些银色的水鸟，很悠闲地梳理自己的羽毛。"我甚至'看到'阳光播洒在海面上，缕缕金丝又洒上了水鸟的羽毛。大概因为我每次想到海边，就会想起这种情景吧。"

"回家了，你看见了什么？"她黯然神伤，诉说这样的场景："我推开门，看见墙上挂满了白布。"

"白布是什么的象征呢？我很想知道。"

"满屋子都是白布，长长的垂到了地上。我在房间里走，心里充满了悲伤。所以当你叫我回到海边的时候，我仿佛在哭泣，我并没有马上就离开，而是在屋子里面兜了两圈，我舍不得走。"

"哪一种白布？"

"就是人家做丧事的那种。"

"你什么时候看见过类似的情景？"

"那是在我7岁的时候吧，外婆去世了，家里就有白布。我那时大约因为人小，于是觉得布很长很大。"

"这一次家里的白布说明什么？你担心家里出事情？"

"我肯定是担心家里人的身体，尤其是父亲的高血压病。当然，其实他并没有什么大毛病，高血压也不太严重。"

"这次催眠揭示出你最担忧的事情：对父亲身体的忧虑一直困扰着你，这是生活中的一个结。你的紧张、焦虑很大程度上来源于此。"

"我是谁？"

她喜欢写小说。第二次咨询的时候，咨询师和她一起讨论她写的言情小说。小说中的故事并不紧张，人物往往都有风趣的言谈，并有戏剧性的巧遇情节以及活泼又有个性的女主人翁。

于是咨询师一边饶有趣味地听她讲故事，一边不忘称赞她妙语连珠，情节构思精巧。她说自己很有作曲天赋，得到老师好评。咨询师也紧跟着夸奖她的才华。她对于作画十分苛刻。哪怕是最简单的素描画，她也要反复修改，每一处小细节，别人根本看不出差别，她会只为修改一个细节而把一切推倒重来。说到钢琴演奏考试，她就十分泄气。说是考试时往往并不理想，而且近一年来，这种情况似乎并没有改观。

第二次咨询又做了催眠。因为咨询师很想知道她到底是一个怎样的人，更确切地说，想知道她对自己是如何定位的，以及她希望自己成为怎样的人。

她随着咨询师的语音进入了松弛、轻松的催眠状态，并请她想象走进了原始森林。

"你最先看见了什么动物？"

"一只熊，灰色的，面无表情地望着我。"

"你喜欢它吗？"

"不喜欢。它很笨重，太慵懒了！我想看到另一种动物！"

"你现在看见什么？"

"一只飞鸟，很轻快。"

"你喜欢？"

"是的。虽说不是最漂亮的，但是它飞得很矫健，充满活力。"

"那只熊呢？不见了吗？熊抓住飞鸟了吗？"

"熊转身向森林深处走。它和飞鸟在一小段路上几乎是同步的。但是不久，飞鸟和熊走的就不是一个方向了，飞鸟向我接近，熊的身影渐渐消失在丛林深处。"

在荣格的"集体潜意识"基础上，有不少人提出用意象来进行心理分析和治疗。这里，咨询师就运用了意象的方法。熊或者飞鸟，都是丛林中的动物，也可以揭示出人的内心深处的"自我意象"。

当她睁开眼睛后，我告诉她这两种动物都是她自己。她细细地想了一会儿，说："熊是以前的我，而飞鸟是我喜欢并且希望成为的一种新形象。"

"那么你现在处于何种位置上？"

"现在大约就是熊与飞鸟擦肩而过的时期吧。我开始渐渐要求自己摆脱笨重与慵懒的特性，希望有更充沛的青春活力、更出色的能力。"她对"我现在是谁？我希望将来成为谁？"的问题作出了回答。

催眠的过程，引导着她逐步深入分析自身性格与人生目标，探讨价值观的统一进程。

"我该怎么办？"

咨询师首先告诉她，其实她的性格不存在缺陷。她正处于一个幻想的年龄，对周围环境中存在的竞争十分敏感，心理多变。这样的女孩，处处都希望争先，产生的焦虑情绪与"担忧的事情就会发生"的强迫倾向，都是成长中的烦恼与困惑，是很正常的事情。还对她说，她对自己的要求十分严格，目标很高却缺少客观、详尽、透彻的人生定位。因此，要调整自己的目标，使目标更接近她的实际能力。

"但是，我在渡船上，船头的风吹过来，我会打寒战，心跳得特别快！"

"这也是正常的现象。我在船头吹风也会打寒战的嘞！"

她释然，笑了。

"顺其自然，课堂上想睡，就打个盹儿；想去上厕所，随时可以向老师打个招呼，走出教室。"

她仿佛得到了支持，很开心地说要回去实行。

咨询师始终采取"顺其自然"的指导思想，解决她紧张、焦虑的问题。

在这个案例中，咨询师运用催眠的方法，首先让她全面放松，请她体验轻松与自在的感觉。对感性的她而言，咨询师更加注重让她自己去体验、去感悟，这样做收到了良好的效果。咨询师通过催眠，寻找她的潜在忧虑，挖掘出隐藏于她内心的恐惧，让她充分倾诉，并给予及时的支持。在这一阶段，重点依旧是引导她关注自己的内心。她对于自己的价值观、人生目标等方面存在困惑，咨询师便在催眠时运用简洁、生动的意象展示法，引导她明确自身定位。在对她的日常行为的指导上，咨询师也贯彻"顺其自然"的思想，让她保有一颗免受负荷、始终轻松的心。这样就启发了她的领悟力、积极的关注与支持，激发了她的信心。

（四）注意事项

（1）这一疗法的适应证是心因性神经症。这种会谈显然不适合儿童或已呈精神错乱症状的各种精神病人。

（2）由于它耗时长、效率低、费用高，而今很少有人应用。但这一经典的心理分析技术仍在各种改良的分析疗法（如分析性心理治疗）中适用。

（3）此种疗法对心理咨询师的要求很高，除非很好地掌握了弗洛伊德的精神分析疗法的原理和操作过程，否则很难达到预期的治疗效果。

第三节 社会相关疗法

在前面的两节中，我们介绍了目前治疗焦虑症的两种主要方法：药物治疗和心理行为治疗。随着对治疗焦虑症的探索和实践，以及现代的生物—心理—社会模式的影响，焦虑症的社会相关疗法逐渐得到了重视。在本节的内容中，我们主要探讨焦虑症的社会相关疗法。

焦虑症的社会相关疗法的宗旨是让患者在与焦虑症的斗争中，感到不是在孤军奋战，而是有社会支持和帮助的。患者家人应该理解、帮助患者，但不应过于替代、溺爱患者，同事、朋友、邻里应理解和帮助患者，而不是嘲讽、厌恶患者。让患者在人际和谐的氛围中，感到温暖和力量，这也是治疗焦虑症的组成部分。

一、心理社会疗法

心理社会疗法是社会工作中最常用的治疗或辅导方法，最早从芮奇芒德（Richmond）、汉密尔顿（Hamilton）等人的著述中找到该方法的概念和思想。20 世纪 60 年代，贺理斯（Hollis）完善了心理社会疗法的理论和方法。

（一）原理

该方法的基本假设和价值取向是认为个人的心理发展是由社会环境和生理状态所塑造的，因此，它就有"人在情境中"这个独特的概念。"人在情境中"认为人不能被看做一个完全独立自存的个体，研究一个人，一定要同时了解他所身处的环境，即他的家庭、学校、朋辈、工作场所等社会组别因互动所产生的状态；同时个人过去的经验也会有意无意地影响着个人今时今日的一切。因此，充分了解焦虑症患者所处的环境对于治疗是很有意义的。

（二）治疗步骤

心理社会疗法运用在对焦虑症的治疗上，可以分以下几个步骤进行：

1. 开始接触

在这个阶段，咨询师需要与当事人建立良好的信任关系，这样才有利于治疗的进行。另外，决定能否顺利地进入治疗的一个关键方面是当事人的求助动机。因此，咨询师如果能协助当事人对需要解决的问题存有一定的希望和正确的认识，那也会增加当事人求助治疗的动机。

2. 心理社会研究

心理社会研究是一个通过观察并把观察所得的资料系统地整合的过程。这一步骤的目的是对当事人的"人在情境中"有所了解。咨询师必须明白：

当事人如何看自己的焦虑,曾经如何处理这些焦虑及认为是什么使他遇上了焦虑。

3. 诊断

心理社会疗法认为,诊断是指整理、归纳及分析由研究中所收集的资料,以便对问题的性质作出评估和推理的过程。

4. 治疗目标及治疗

心理社会疗法的目标主要是降低当事人的焦虑和不安,同时恢复"人在情境中"的系统功能。在治疗中主要运用沟通技术,运用支持、直接影响、宣泄和反映讨论的技巧来达到治疗目的。

(三)一例亲子关系焦虑的典型案例

当事人:我平日里工作十分繁忙,每天早出晚归,早上出门孩子还未醒来,晚上回家孩子早已睡着,所以,根本没有时间和机会与孩子交谈,也不知道他在想什么和做什么。现在母子关系很紧张,这是我十分焦虑的事情。

咨询师:从你的话中我听出你很想和孩子有所沟通,既然如此,我建议你再忙每星期也要抽出一次到两次的固定时间与孩子进行交流。另外,你也可以准备一个笔记本,把你要说的话写在上面,也请孩子写上他想要说的话,以弥补你们俩面谈机会不多的缺憾,你认为如何?

在心理社会疗法的假设中,我们知道当事人的环境对其有重要的意义。当事人的环境就是他的重要他人,如父母、亲戚、朋友等,此外还有并行者。其实并行者和重要他人的态度、愿意伸出援手的程度、对问题的了解等都对整个治疗过程产生重大的影响。当事人的社会环境中的重要他人和并行者大概可分为两大类:工具式和表达式。前者与当事人的关系以"任务为主";后者与当事人的关系则以"感情为主"。

治疗师在实际操作中可运用以下的治疗技术:

(1)支持。接纳并行者和重要他人的意见并承认他们所付出的努力,对当事人的治疗十分重要。

(2)直接影响。治疗师需要运用不同强度的直接影响技巧,去助长和催促并行者为当事人争取一些资源或付出较多的努力。

(3)宣泄。妥当地处理并行者和重要他人在帮助当事人时的感受,仔细聆听和接受他们的宣泄并予以充分的支持,这有助于得到并行者和重要他人的进一步合作。

(4)反映讨论。让并行者了解自己对当事人的反映和感受,并协助其修正因早年经验而建立起来的反映。

以上简单地介绍了心理社会疗法的价值理念和基本技巧，并以亲子关系问题作为例子加以说明。概言之，运用心理社会疗法治疗焦虑症时，需要采用支持、直接影响、宣泄等技巧对当事人直接开展工作，而其中协助当事人思考"人在情境中"的反映，思考过往的经验对此时此刻当事人焦虑体验的影响，帮助当事人探究现在焦虑情绪和行为形成的历史脉络，更是心理社会疗法用于治疗焦虑症的重点。与此同时，咨询师也需要与当事人周围的亲属、朋友以及其他重要他人合作开展辅导工作，最终目标就是要降低"人在情境中"系统的功能失调，增强当事人的自我适应技巧，改善环境以解决问题。

二、家庭疗法

家庭疗法又称家庭治疗（Family Therapy），由麦尔首创。他认为一个人一生中每个阶段的心理发展都与其家庭影响有着密切的关系，并试行家庭治疗，以纠正这些心理病态。早期的家庭治疗（1940—1945 年）多受精神分析心理治疗的影响，只对家庭成员中的病人进行个别心理治疗。但在此时期内，麦德（Madd）和巴伯（Buber）等人则受集体心理治疗的影响，重视对家庭成员的集体治疗。1948 年，我国台湾精神病学家林宗义根据中国和西方的传统家庭模式，综合日本的职业治疗，建立了家庭治疗中心。自 1962 年《家庭过程》杂志发行后，家庭治疗就成为一个独立的领域，发展了自己的理论体系和实践方法，使其成为不可替代的心理治疗类型之一。

（一）原理

家庭疗法是以家庭为对象而实施的心理治疗方法。协调家庭各成员间的人际关系，通过交流、扮演角色、建立联盟、达到认同等方式，运用家庭各成员之间的个性、行为模式相互影响的互为连锁效应，改进家庭的心理功能，促进家庭成员的心理健康，从而治疗家庭中某个成员的焦虑症状。家庭疗法与以个人为对象而施行的个体心理疗法有所不同，其特点是不太注重家庭成员个人的内在心理构造与状态，而是把焦点放在家庭各成员之间的人际关系上。在对焦虑症的治疗上，家庭疗法不关注焦虑症患者本身的内在心理状态，而是关注如何协调家庭各成员间的人际关系来消除患者的焦虑症状。

家庭疗法的主要理论观点是把家庭看成一个私人性的特殊群体，从组织结构、沟通、扮演角色、联盟与关系等观念和看法出发，以了解此小群体，并且依据系统论的观点来分析此家庭系统内所发生的各种现象。家庭疗法假设：①在家庭系统内，任何成员所表现的行为都会受家庭系统内其他成员的影响；个人的行为影响系统，而系统也影响其成员。②这种系统相关的连锁反应，可导致许多所谓病态的家庭现象；而一个人的病态行为，也常因配合其他家庭成员及其心理需要而被维持。基于此种观念，家庭疗法主张要改变病态的现象或行为，不能单从治疗家庭成员个人着手，而应以整个家庭系统为治疗对象。家庭治疗通过语言疏通家庭关系，指导生活模式，对家庭成员进行心理治疗，以改善病人生活环境，促进病人康复。

有关家庭治疗的学派纷杂，理论和术语各异，治疗模式也有差别。例如，行为学派的家庭治疗家把要解决的焦虑问题明确下来，进行行为矫正。精神动力学派的家庭治疗家以探讨家庭中潜在的心理冲突和投射机制为着眼点，启发内省力，促进人格成熟，从而消除焦虑症状。

（二）治疗目标

家庭治疗的目标在于协助一个家庭消除异常或病态的情况，以便能执行健全的家庭功能。所谓健全的家庭功能应有健全的家庭结构，适当的领导、组织与权威分配，没有散漫或独权的现象；成员间的角色清楚且适当，没有畸形的联盟关系；健康的家庭有良好的沟通，能维护交流功效；成员间有情感交流，相互提供感情上的支持，能团结一致对付困难；对内有共同的"家庭认同感"，对外有适当的"家庭界限"。一个健康的家庭，在其生活中能有适当的家庭仪式与规矩，也有家人共同生活的重心与方向。对于焦虑症，家庭治疗的目的在于通过了解家庭环境及家庭成员间的人际关系，让焦虑症患者与其家庭成员之间展开讨论，找出矛盾的焦点以及引发焦虑问题的原因，指导他们如何正确对待和处理，以建立一个良好的、利于病人康复的家庭环境。

（三）治疗步骤

家庭疗法对于焦虑症的治疗，需要按下列步骤进行。

1. 治疗前准备

在施行家庭诊断与治疗之前，治疗师要了解个人与家庭之间的各种病理关系，即个人的症状与家庭成员的心理问题的相互关系。

（1）"家庭问题"的产生是单一成员"个人心理问题"的反映。比如，一个学生存在学业焦虑，可能与他所在的家庭对其不恰当的乃至病态的要求是有关的。

（2）"个人心理问题"的形成源于过去的"家庭问题"。虽然目前的家庭生活已稳定下来，但家庭成员仍会继续受过去家庭问题的影响，从而导致心理或行为问题。如幼年时父母关系不和谐、常闹矛盾，以致孩童的情绪极不稳定，长大后情绪仍不稳定，时常表现得战战兢兢，遇到问题显得焦躁不安，容易产生焦虑的情绪。

（3）"个人心理问题"是目前"家庭问题"的表现。这种情况表明，尽管是因个人的心理或行为问题而来就诊的，可是仔细观察，我们就会发现个人的问题只是露出海面的冰山一角而已，主要问题还是背后存在着家庭关系问题。比如说，妻子抱怨自己焦虑、忧郁，与其会谈时，却知道她最近发现丈夫有婚外情，面临婚姻的危机。这些情况显示，治疗不能就事论事，只注重如何避免个体的忧郁与沮丧，而需要与婚姻关系或家庭关系相联系，否则就只是治标不治本了。

（4）"个人心理问题"与"家庭问题"是同时共存的。有时，个人的问题与家庭问题，是同进共退的，而不是因果关系。例如，父亲下岗，家人都因经济困难而焦虑时，儿子偏偏又因没考上大学而情绪低落。遇到此种情况，治疗时应双管齐下，兼顾双方，不可厚此薄彼。总之，治疗师应以动态的眼光，仔细分析"个人心理问题"（如焦虑）与"家庭问题"到底有何种关系，待正确认识并诊断之后，才能进一步决定如何处理个人与家庭的心理问题。在上述各种情况下，治疗师最应注意的是：个人心理所表现出的症状，实际上是源于家庭里的人际关系问题，即是家庭的问题，要依靠家庭治疗，才能解除个人的心理问题。

2. 开始阶段

在治疗之初，治疗师宜对家庭治疗的性质作简要的解释，说明互相要遵守的原则，以便治疗工作顺利进行。在治疗早期，要用心让求助者的家人接纳治疗师，并共同寻找焦虑的根源所在及改善的方向。

3. 进行阶段

此阶段中，治疗师须运用各种具体方法，协助家人练习改善个人及彼此之间的关系。其中，最重要的是要时时去处理家庭对行为关系改变所产生的阻力，适当地调整家庭系统的平衡变化与发展。比如，对于有学业焦虑的学生，在治疗时，家庭成员不应对患者有过多的压力，从而妨碍患者的康复。

4. 终结阶段

求助者家人要养成自行审查、改进家庭病理行为的能力与习惯，并维持已纠正的行为。治疗师宜逐渐把领导权归还给求助者家人，恢复家庭的自然秩序，以便在治疗结束后，家庭仍能维持良好的功能，并继续发展与成熟。

（四）治疗原则

家庭治疗的特点，在于将着眼点放在全家人身上，注重家人的相互往来、人际关系及家庭机能的执行情况。治疗的目的是使一个家庭成为心理机能健全的家庭，并不在于深入了解个人的心理状况；而是想办法矫正家庭关系，以改善家庭成员的心理与行为问题。因此，家庭治疗应坚持一切以家庭整体为重点，以及采用系统的观点和看法。

总而言之，家庭是每个人心理发展的摇篮，也是日常生活的基地，对个体的心理与生活影响重大。当前，随着现代社会的发展，家庭内部也在发生变化，包括家庭结构、家庭关系，尤其是夫妻关系和亲子关系。因此，家庭关系深受不稳定因素的影响，所以家庭治疗尤为必要。由于社会与文化环境的不同，婚姻制度、家庭性质也会有所不同。因此，在家庭治疗时，要考虑其主体文化所强调的人际关系与价值观念，以及社会所期待的家庭关系。

三、团体心理疗法

团体心理疗法自20世纪40年代问世以来，已被广泛应用到多种疾病的治疗和康复中。目前国内外团体心理治疗的形式，包括癌症患者支持团体、中学生网络依赖团体、康复期精神分裂症团体、抑郁症治疗团体、社交焦虑障碍团体等。

（一）原理

团体心理治疗是在团体的情境下进行的一种心理辅导形式，它通过团体内人际关系交互作用，促使个体在交往过程中通过观察、学习、体验、认识自我、接纳自我，调整改善与他人的关系，学习新的态度与行为方式，以发展良好的适应社会能力，帮助别人的过程。团体心理疗法的主要形式是团体辅导（Group Psychology Counseling），它是一种在团体情景下提供心理援助与指导的咨询形式，由领导者根据成员问题的相似性或成员自发组成课题小组，通过共同商讨、训练、引导，解决成员共同的发展问题或共有的心理问题。

（二）治疗目标

运用团体疗法治疗焦虑症，一般是将有相同焦虑问题的人召集在一起，构成一个团体。团体中人际关系的气氛是开放、暴露和无设防的。在团体中，成员们互相认真地检审自己的思想、情感与行动，从中获得新体验，获得成长。在团体中，成员是积极的活动者，而不是被动的观望者。当然，成员有权决定自己暴露的内容、深度及时间。对每个成员而言，通过参加团体活动，要达到如下目标：

（1）对成员有信任感，愿意诉说自己的认识与情感；

（2）掌握理性情绪治疗的基本思想，并用以解决自己日常生活中的情绪困扰；

（3）能够接受自我，容忍他人，获得自尊自信；

（4）学习自我决断能力，并愿意承担后果；

（5）通过与团体中跟自己有相同问题的人交往，摆脱生活的困扰与孤独感，从而解除焦虑症状；

（6）善于把团体活动获得的新体会与经验在具体生活情境中运用。

（三）治疗方式

运用团体治疗焦虑症时，可以进行自我分析和专题讨论，其中可插入心理剧表演、角色扮演、放松训练、系统脱敏等心理辅导方式。活动之后，有"家庭作业"要做。"家庭作业"包括阅读、写读后感、写日记以及实践演练等。有研究发现，不恰当的归因方式会加重患者的自我责备、降低自尊，不恰当的归因方式在抑郁症、焦虑症和强迫症的病因中具有一定作用。因此，在治疗焦虑症中，转变焦虑症患者不恰当的归因方式具有重要意义。在具体的操作中，常用归因训练小组对焦虑症患者的归因方式进行训练，可以根据以下步骤进行：

（1）相识与支持；

（2）解释焦虑症状的心理意义与认知的作用；

（3）不同的归因方式在心理问题中的作用会有什么不同；

（4）当事人的成长背景和基本信念的讨论；

（5）归因方式的重建和行为训练；

（6）归因方式的巩固与行为训练；

（7）正性事件的归因及自尊和适应性人格的讨论；

（8）未来计划的分享与离别。

（四）注意事项

参加焦虑症治疗的成员需要遵守团体的规范，这样才能保证团体治疗有效地进行，治疗也才能达到预期的效果，具体要求如下：

（1）成员必须参加团体的所有活动；

（2）成员必须保持对其他成员的信任，愿意与他们分享自己的内心世界；

（3）团体活动时，严禁对他人进行人身攻击；

（4）团体成员在活动中的所言所为绝对保密；

（5）团体成员应认真完成家庭作业；

（6）在整个团体活动期间，禁止与成员进行有关性的接触；

（7）活动中严禁吸烟、吃零食以及从事其他与活动无关的事。

四、朋辈心理辅导

国内有关研究发现，多数学生遇到心理困扰时，最先向朋友倾诉和寻找帮助，极少数人会去寻求专业的帮助。所以，朋辈辅导逐渐受到重视和运用，已成为高校心理辅导重要的形式之一。在焦虑症的社会疗法当中，朋辈心理辅导也逐渐被认为是一种有效的方法。一般被认为是一种半专业的心理助人方式，在台湾地区和香港特区发展得较早，在大陆发展较晚一些。

（一）原理

朋辈心理辅导，指由经过辅导知识与技巧培训的非专业人员（朋辈心理辅导员）对周围需要心理帮助的同学和朋友提供具有心理咨询功能的帮助。在日常学习生活中，自觉开展心理知识普及、心理情感沟通、心理矛盾化解、心理危机干预活动，帮助同学和朋友解决日常学习生活中遇到的心理困扰，推动学生群体的互助、关怀、支持，实现学生"自助"的成长模式。它可以理解为非专业心理工作者作为帮助者，在从事一种类似于心理咨询的帮助活动，是一种特殊的心理咨询形式，又被称为"准心理咨询"或"非专业心理咨询"。朋辈心理辅导由于其方便可行且易于操作，在实践中已经得到了普及。

（二）程序

利用朋辈心理辅导治疗学生的焦虑症（主要是针对学业焦虑）时，应遵循以下操作程序：首先，要进行朋辈辅导员的选拔和培训；其次，朋辈辅导员要积极发现同学中有焦虑症状的特殊人群，对其进行心理干预，防止问题的扩大；最后，在实际的操作中，可以采用心理健康知识专栏、分阶段分主题举办心理健康知识讲座、建立心理档案等方式进行心理健康教育。形式可以包括互助式心理训练（角色扮演法）、互助式心理激励、互助式心理辅导、互助式心理暗示等，从多角度多维度对有学业焦虑的同学进行心理辅导。

（三）注意事项

（1）严格遵循保密原则，不向第三者泄露当事人的姓名，拒绝关于当事人情况的调查，尊重当事人的合理要求。

（注：若当事人有自伤、伤他的行为倾向或是法庭需要取证时，可以破除保密原则。）

（2）咨询员应具有强烈的服务意识，乐于为同学服务，并且具备一定的心理学知识，有能力胜任这个岗位的工作。

（3）在咨询过程中，不得逾越辅导关系，运用法律和道德约束自己的行为。

（4）遇到困难情况及时转介，转介要经过当事人的同意，并说明转介的理由。

（5）朋辈辅导员在辅导过程中，遇到不能解决的问题而需要专业人士的指导时，要尽量在最小的范围内寻求帮助，不能随意拿当事人的问题跟他人探讨。

第四章
焦虑症的预防

第一节 儿童与青少年焦虑

童年期是儿童成长的重要阶段，儿童的个性倾向开始形成，其社会性在各个领域也开始进一步发展。在这个时期，影响儿童焦虑的因素主要有重大生活事件、严重身体疾病、父母情感、家庭教养方式以及学校教育等。如果父母对孩子的管教比较严厉，做事追求完美，那么孩子极易产生焦虑情绪，时时担心自己做得不够好，身心会长期处于紧张状态。

少年期是儿童心理发展的一个重要转折时期，学习活动开始成为儿童的主导活动，其个性与社会性也有了新的发展。此阶段，容易使儿童产生焦虑情绪的因素主要有严重的身体疾病、受挫的学校教育、对异性有性萌动而产生的自卑情绪、仇视的成人关系以及兴趣爱好缺乏等。当一个孩子处于人际关系紧张的环境中，自身又较少参与游戏活动，性格比较孤立，那么他就容易产生焦虑情绪，常受人际关系的困扰。

青年期是个体生理发展的加速期，身心发展的不平衡带来了一系列的心理危机，如各种成瘾问题、焦虑、抑郁以及反社会行为等。虽然青年逐渐走向成熟，但其心理非常敏感，任何方面的挫折都可能使这时期的青年产生焦虑情绪，比如，求学受挫、就业受挫、婚恋受挫、交友受挫等。

最新调查表明，有1/10的人有某种病态的焦虑倾向，以致影响到个人的生活或工作；其余的人焦虑情况没那么严重，但还是会令人陷入痛苦；有1/4的人因为焦虑而身心疲惫。焦虑的出现往往没有任何征兆，因而提早发现它是很重要的。特里萨·弗朗西斯—张曾提到，当出现以下情况时，你可能已经开始焦虑了：

（1）对某些本不会导致你沮丧的事反应过度。

（2）睡眠不好或做噩梦。

（3）总想着令你恐惧的事。

（4）头疼或胃痛却找不到原因。

（5）觉得自己做什么都是错的。

（6）无法集中精力或坐立不安。

（7）总是感到疲惫和乏力。

（8）吃得太多或太少。

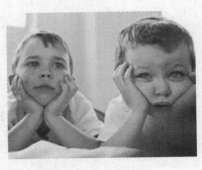

图 4 - 1　心理漫画

（9）会莫名其妙地伤心或生气。

（10）开始在工作、饮食或运动中感到有压力。

（一）童年期焦虑

人们都以为焦虑是只属于成人世界的烦恼，其实任何年龄段的人都可能会产生焦虑，孩子们也不例外。人们很容易就忘记了焦虑在自己的成长历程中占去了多么大的一部分。对于孩子来说，任何事都是全新的，都要从头学起；任何事都有可能产生压力、不安和失败；任何事都可能引起焦虑。"我的作业还没有写好，怎么办？""时间不够了，我还有好多事情没有做好呢！"……

弗洛伊德认为，人的焦虑始于生命之初。也就是说，人类从一开始就会处于一种焦虑的状态中。焦虑被描述成不安在精神层面的对应情绪。不安是感觉上的，而烦恼则是思想上的。一旦可怕的想法伴随不安的感觉出现，这就意味着开始焦虑了。

焦虑在童年中是很正常的一部分，我们不必试图回避。让孩子适当地经历焦虑，对于塑造孩子的人格也是非常有必要的。但当童年时期的焦虑超出正常范围而引起孩子过分的恐惧时，应引起注意。我们必须要学会对此加以辨别。

孩子如果有下列情形，父母就应该注意了：

（1）孩子感觉不到监护人的亲情和爱。

（2）如果孩子感受不到被爱，他们的内心也许就会充满焦虑和恐惧，影响他们正常、健康地成长。

（3）孩子会因为别人的期望而不堪重荷。有时父母会通过惩罚孩子而向他们施压，要求他们成功，这会让他们付出童年的欢乐并丧失自主性。

（4）当孩子出现分裂型焦虑紊乱、普通型焦虑紊乱、强迫型焦虑紊乱或社交恐惧症时，可通过药物加以治疗。

引发童年期儿童焦虑的主要因素是家庭因素和孩子自身的因素，因此，应主要从这两个方面出发，来预防儿童焦虑症的发生。

1. 家庭因素

家庭是人生的第一所学校，父母是孩子的第一任老师。研究认为，家庭环境对儿童的成长有重要的影响。众所周知，健康、和谐的家庭环境是有利于孩子的身心发展的。如果夫妻关系恶劣、亲子关系不融洽、家中气氛一直压抑，往往使孩子感受不到家庭的温馨，缺乏安全感。这时孩子一旦受到挫折，就会心灰意冷，产生焦虑。

另外，父母心理不健康也会成为家庭不安定的潜在因素。生活在焦虑中，不仅影响自己，还会影响到身边的人。焦虑的习惯会传染给他人。孩子是最为敏感的，有些父母由于自己办事不果断、缺乏信心、多虑，或患有神经症、精神病（尤其是抑郁症）而使家庭气氛凝重。如果儿童在这种环境中生活，他们看到父母整日忧心忡忡的样子，他们也会照着父母的样子学。父母应克制自身弱点或神经质倾向，积极消除家庭环境或家庭教育中的不良因素。

现代社会，教育竞争越来越激烈，家长"望子成龙，望女成凤"心切，于是对孩子寄予了过高的期望。另外，由于现在大多数都是独生子女家庭，父母唯一的希望都集中在一个孩子身上，"只准成功，不准失败"的心理使得很多家长"孤注一掷"。于是，家长将孩子送到各种培训机构，学习钢琴、画画、珠心算、奥数、舞蹈等，他们不去考虑这些要求是否过高，是否超出了孩子可以接受的范围。在这么多要求的束缚下，孩子们整天处于紧张的状态，久而久之便会产生焦虑。家长育儿的焦虑情绪和孩子成长中的焦虑心理相互作用，以致恶性循环。

与此同时，许多家长喜欢实施类比教育，拿自己的孩子与其他各方面"出类拔萃"的孩子比，拿孩子的短处与别人的长处比，比垮了孩子的自尊心和自信心，比坏了家长的心态。家长要耐心倾听孩子的主诉，与孩子建立良好的关系，多听取孩子的想法和意见，做决定的时候一定要考虑孩子自身的情况，切勿盲目比较。

2. 自身因素

5岁的芸芸性格比较内向，因为比较胖，所以周围小朋友就给她起了个绰号"小胖子"。芸芸非常不高兴，就决定不和其他小朋友玩，并暗自决定要减肥。之后她的食量明显少了很多，父母因为忙，没有留意到这一现象。直到有一天芸芸晕倒在房间中，父母才开始关注这一问题……

童年期的儿童正处于成长的早期，心智还不成熟，想法也非常简单。他们会担心老师同学不喜欢自己，担心出错受批评，过分在意别人对自己的看法、态度等。因为他们不善于处理情绪问题，所以容易从中受到伤害，这会使孩子长期处于充满压力、恐惧和痛苦的状态中，从而影响他们的正常发展。

建议家长带领孩子多参加户外活动，进行适当的体育锻炼及游戏活动，多陪陪孩子，与孩子进行沟通。引导孩子与性格活泼、思想积极的伙伴交往，这有利于祛除孤立的心态，因为同伴积极的处事方式、乐观的心态所产生的示范作用是非常重要的。同时，应注意让孩子有展示自己的机会，从一点一滴的小事做起，逐步引导孩子独立地思考问题、解决问题。家长在孩子手足无措时，给予适当的帮助；当孩子信心不足时，给予积极的支持，让孩子尝到独立解决难题的甜头，这样他们的依赖行为势必会逐渐减少。

（二）青春期焦虑

13岁的小红突然出现心慌、失眠等不适症状，急送医院，拟诊为"心肌炎"而住院。经反复做心电图等检查，并未发现有心脏疾病。仔细查问，发现她一直在担心即将到来的考试，非常不安。请精神科医师会诊，诊断结果为"青春期焦虑症"。很明显上述例子是因考试引起的焦虑症。这种症状在中学生中普遍存在，据一项调查显示，约37%的学生患有考试焦虑症。

考试焦虑是人由于面临考试而产生的一种心理反应，包括考前焦虑、临场焦虑（晕考）及考后焦虑紧张。考试焦虑作为一种消极情绪，颇令学生、家长和教师头疼，严重影响到某些学生在考试时学习水平的真实发挥。尽管有些学生平时学习成绩很好，但会由于考试焦虑情绪的作用而考得很糟。一般来说，学习成绩较好、心理素质欠缺的学生常会出现这种情况。

比如，小刚在初中（非重点中学）的时候成绩非常好，也获得过非常多的奖项。考入重点高中之后，他对自己充满了信心，希望通过自己的努力取得更优异的成绩。但高中的第一次月考就让他大失所望。但他很快振作起来，更加勤奋努力，然而期中考试的成绩仍不理想。于是他开始怀疑自己，怀疑自己不够聪明。考试之前，他常常缺乏信心，精神紧张，并伴有呕吐、恶心、小便频繁、睡眠不好等症状。他越想考好，反而考得越糟糕。

考试焦虑的产生通常是内因和外因共同作用的结果。外因来自于学校、家庭和社会；内因与个体的个性、抱负、早年经历、认知水平和心理承受能力等有关。

青春期的孩子在这一时期会开始思考自己今后想走的生活道路，重视老师对自己的看法，努力想表现自己好的方面，因此非常重视自己的成绩。但当结果适得其反的时候，他们便会产生自卑心理，进而对考试产生焦虑。针对这样的情况，可以让孩子在考前对自己说"我一定能考好"、"我对自己充满信心"等激励自己的话，以此鼓舞斗志、发挥水平；或者让孩子学会放松，以便在考场上随时放松自己的情绪。同时也要注意孩子的饮食和作息，保证孩子在考试期间可以有良好的睡眠及合理的饮食，从方方面面来防止孩子产生考试焦虑情绪。

此外，青春期的孩子们努力想摆脱父母的保护，塑造自己的个性，对自己的个性特征感到惬意，并开始思考自己今后想走的生活道路。心理和生理上都经受着诸多变化，使得许多青春期少年都长期饱受焦虑之苦。特别是对于那些性情急躁、性格内向的青少年来说，要不断克服性格上的弱点，学会与周围的同学和睦相处，提高处理复杂事务的能力，努力做到心态平和与处事不惊，这些都是预防焦虑产生的有效手段。

每个学生的内在身心特质不同，产生焦虑的程度也不同，焦虑的生理表现和行为反应也不同。在考试压力下，学生产生一定的焦虑情绪是正常的。因此，对焦虑情绪进行有效调节，也是非常有必要的。预防焦虑症，不妨试试以下方法：

1. 深呼吸

当你面临情绪紧张时，不妨上下转动双肩，并配合深呼吸，如此反复数回，可有效预防焦虑症。当你感到焦虑时，你的脉搏加速，呼吸也加快。而深呼吸可以迫使你减缓呼吸速率，使身体相信焦虑已过去。正确的腹部呼吸是，当你一吸一呼时，腹部将随之一起一伏。

2. 未雨绸缪

制订一项高效的计划，必须考虑到潜在的危险。脑海中不断出现的很多想法和画面，能帮助你在未知的境况里处理突发事件。反复演练将要面对的事情，可以帮助你减少焦虑，让你应对得更好。

王明一直想有一个驾驶证，但当自己的驾驶考试快到来时，他却忧心忡忡。他想象着考试中可能发生的一切险象：开车逆行，踩着刹车驱动，该刹车时却踩到油门！他还想到自己如果通不过考试会多么沮丧。然而在考试当天，他紧张的程度连当初预想的一半也没有。他已经考虑到最坏的情形，这在某种程度上缓解了他的恐慌。结果他只犯了几个驾驶中的小错误，顺利通过了这次考试。

如果做事未经准备或安排，就会引发焦虑和压力；而有效的时间管理，则可以消除许多因焦虑带来的问题。许多焦虑只是由于混乱造成的。什么事情都要尽早地做准备，比如，第二天要穿的衣服头天晚上就要拿出来。

3. 保持乐观

首先，应该充分认识到焦虑症不是器质性疾病，对人的生命没有直接威胁；其次，要培养自己广泛的兴趣和爱好，使心情豁达开朗。当你缺乏信心时，不妨想象过去的辉煌成就，或想象你成功的景象。你将很快地化解焦虑与不安，恢复自信。

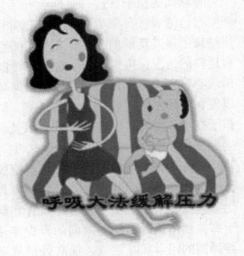

图 4-2 心理漫画

例如，一个人在焦虑的时候，可以多回忆愉快的经历，还可以用微笑来激励自己。当然，笑要发自内心地笑，要尽量多想快乐的事情。另外，高声朗读对读书和改变心情也有帮助，只是读书时要有表情，且要选择能振奋精神而非忧郁的书。一项心理研究显示，心情烦恼的病人带着表情高声朗读后，他们的情绪会大为改善。带着愉快的情绪，他又怎能焦虑得起来呢？

4. 学会幻想

这是预防焦虑症的好方法。主动去想象一些宁静、放松的景象。这些景象可以是真实存在的地方，在那里你觉得安全和松弛；也可以是你想象出来的宁静、安全和放松的景象。记住，重点应放在这个图像给你的感觉上，而不是图像本身。如果你能把更多的感觉加入你的想象里，那么这个图像就会更为放松。如果你能想象气味、声音和接触的感觉，你将会增加放松的能力。比如，你想象自己走在两旁都是树的山路上，可以把注意力放在鸟儿歌唱、阳光从树枝间照下来、松树的香味、浓绿的树林、阵阵的微风轻拂着你的脸上。这些感觉都能让你感到放松和舒服。

5. 转移注意

当你在做一件容易引起焦虑的事情时，学会分散注意力会有所帮助。因为当你专心于其他的思维活动时，你会减轻或消除焦虑症状。

李艳非常害怕打针，每次想到这点就直冒冷汗，每次生病，她都提心吊胆的，生怕需要打针。有时候越是担心，病情反而越重。在心理医生的指导下，李艳每次打针时，开始把注意力转移到病房的窗户和墙画上。她仔细观察墙画上的图案，并试图在自己的脑海中形成一个组合，她惊讶地发现，原来图案之间的组合是这么神奇。当李艳专心于窗帘和墙画时，时间很快就过去了，她基本上不再感到焦虑。

俗话说，"眼不见为净"，当眼前的工作让你心烦紧张，你可以暂时转移注意力，努力摆脱这种氛围，以免引起焦虑。

6. 调节饮食

愉快的心情不仅来自日常生活的感受，还可以来自饮食。科学研究证明，心情愉快程度与大脑某些激素分泌的多少有关，而这些激素的分泌可以通过饮食控制。可见，民间中"食疗胜于医疗"的说法，不无道理。比如，经常处于高压下的人们很难放松心情，但这种情绪必须疏解。此时适当的饮食就显得极为重要，它可以帮助我们有效地预防焦虑，避免不良情绪的发生。

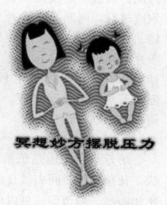

冥想妙方摆脱压力

图4-3　心理漫画

关于饮食，需要注意以下几点：

（1）适当补充一些重要的营养素。

维生素 B 对神经系统的运作相当重要。注射维生素 B 液可改善大脑功能、减轻焦虑、保护免疫系统。L-酪胺酸能疏解紧张、帮助睡眠。人在紧张状况下需要综合摄取维生素及矿物质（含维生素 A 及钾）。钙及镁能够令人血糖平稳，有助于心情平静。感冒经常是紧张焦虑的最初症状，L-酪胺酸和维生素 C 及葡萄糖酸锌可以抵抗感冒，服用它们可减轻紧张。

（2）水果及蔬菜。

对于水果来说，香蕉、橘子、柚子、芦柑、西瓜（包括皮）等都是很好的选择。比如，香蕉含有一种称为生物碱（ALKALOID）的物质，可以振奋精神和提高信心。香蕉是色胺酸和维生素 B6 的超级来源，这些都可以帮助大脑制造血清素，减少产生忧郁的情形。葡萄柚有强烈的香味，可以净化繁杂思绪，也可以提神。此外，葡萄柚里高量的维生素 C，不仅可以维持红血球的浓度，使身体有抵抗力，而且维生素也可以抗压。

对于蔬菜来说，各种竹笋、毛笋、冬瓜、萝卜、鱼腥草（现在也作为野菜食用）等都是很好的选择。比如，菠菜除含有大量铁质外，更有人体所需的叶酸。医学文献一致指出，缺乏叶酸会导致精神疾病，包括抑郁症和早发性痴呆等。研究也发现，那些无法摄取足够叶酸的人，在 5 个月后，都无法入睡，并产生健忘和焦虑等症状。

（3）饮食宜忌。

在身心面临紧张或者焦虑的迫害时，保持合理的饮食是非常有必要的。因此，饮食一定要规律正常，避免过饱或过饿。同时要避免可乐、油炸食物、垃圾食物、糖、白麦粉制品、洋芋片等易刺激身体的食品。另外，酒精、药物虽然可以提供暂时的解脱，但隔天紧张情绪又来袭，而且这些物质本身也危害健康。

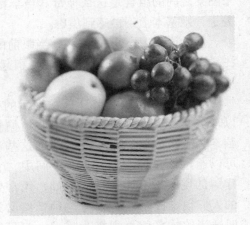

图 4 - 4　心理漫画

7. 其他方法

培养业余兴趣是疏解心情的好方法。花些钱和时间去做自己喜爱的事，比如画画、养鱼等，可以使人心情愉快，从而很好地预防焦虑的发生。另外，听音乐也是预防焦虑的好帮手。它不仅使肌肉松弛，也使精神放松、心情愉悦，使你积聚的压力得到释放。

在日常生活中，我们可以通过按摩来放松自己。因为大部分人在处于焦虑时，会发生某部位肌肉紧绷的现象。当肌肉紧绷时，人就会更焦虑，如此恶性循环。因此，按摩是一种很好的预防焦虑的方法。

生活中有很多预防焦虑的方法，但最重要的还是要保持心情愉快，学会自我调节。

第二节　焦虑与健康

心理学上有一个著名的实验，把同窝生的两只小羊放在不同的条件下喂养，其中一只可以自由自在地生活，没有任何限制和威胁；另一只用长绳拴在一棵树上，在长绳允许的空间内可以自由活动，但在这只羊的附近放一只铁笼子，里面关着一只凶恶的狼。由于这只羊终日与狼为邻，极度恐惧焦虑，没过多久就死了，而另一只羊却健康成长。这个实验深刻地揭示了焦虑情绪对健康的危害。在过度焦虑的情绪状态下，人会表现得心绪不宁、浮躁不安，会出现血压升高、心跳加剧，胸部常有一种被堵塞的感觉，甚至达到寝食难安。

其实，多数病态的焦虑常常没有明显的诱因，患者常感到莫名的紧张和恐惧，沉浸在长久、不明原因的焦虑和担心中。焦虑是一种长期性的负性情绪，可导致多种身体疾病，如高血压、冠心病、胃肠疾病甚至癌症等。这对现代人的身心健康、生活质量和社会功能的发挥构成了重大威胁。

虽然从理论上讲，一个人不会因焦虑而死，但焦虑能摧毁一个人的健康。焦虑是恶性循环的起点，它影响着人的身心。焦虑导致沮丧、压力、困惑和更多的焦虑。这是一个循环，周而复始。查尔斯·梅奥博士曾说，焦虑会影响循环系统、心脏、腺体功能，乃至影响整个神经系统，并会对人的健康产生深远的影响。

睡眠障碍是焦虑症最常见的危害，焦虑是造成失眠的重要原因，它经常使人在夜间无法安睡，或噩梦频繁，或易惊醒。有的患者夜间鼾声大作，但醒后自感彻夜不寐，缺乏睡眠感。失眠令人烦恼，不规律的睡眠会导致荷尔蒙分泌的失衡，从而影响健康。

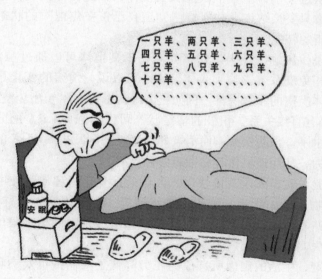

图4-5 心理漫画

惊恐障碍患者通常会突然感到心悸、心慌、喉部梗塞、呼吸困难、透不过气来、头晕、无力，并伴有紧张、恐惧和濒死感，或感到控制不了自己，即将精神失常，甚至惊叫、呼救。有的发病时呼吸急促，呈过度换气状态，发作过后有的迅速恢复常态，有的则惴惴不安，担心再发。反复发作者可数日、数周或数月一次。发作频繁者可一日数次，以至危害到焦虑症患者的正常生活、工作等。

例如，一名害怕心脏病发作的患者，他十几年不敢出门，他怕自己在路上突然发作没人照料而出现可怕的后果。即使自己一个人待在家里，没有人照顾的时候，他也会发作。发作以后，就赶紧叫人手忙脚乱地送到医院，进行生理检查，但心脏查不出任何明显的生理病变。开始的时候，还用一些镇静剂注射，折腾半天，再回到家里。然后再"寻找机会"发作，再手忙脚乱送医院。如此反复多次，最后医生干脆不再做任何处理，让他在医院里待一会儿也就过去了。就这样，患者十几年都待在家里，不敢一个人迈出家门一步，造成一种悲惨的人生，并且给自己的家人带来无尽的麻烦和烦恼。

当然这是一个症状比较特殊的极端的例子。但各种各样的焦虑症例子都有类似表现。当患者感到焦虑袭来，就开始拼命地克制和压抑。但是他发现症状根本压制不住，而且越来越严重，于是就去服用一些镇静类的药物。折腾半天，症状过去了，但是下次症状又发作，如此循环反复，无休无止。如果你焦虑，你只要接纳焦虑并保持"知道自己正在焦虑"的状态，问题就会开始发生真正的转变。

一般来说，焦虑还会引发情绪问题，不良情绪可以通过植物神经系统、内分泌系统和免疫系统影响到人体健康。可以说，情绪的变化是引起各种心理障碍与躯体疾病的罪魁祸首。例如，情绪状态与人体 A 型免疫球蛋白（S－IgA）的分泌有直接关系，积极的情绪状态可以增强 S－IgA 的分泌并提高机体免疫反应水平，预防疾病；而消极的情绪状态则减少 S－IgA 的分泌并降低免疫反应能力，从而使机体容易罹患各种疾病。

科学实验证实，人乐观愉快时，人体通过生化过程使血液中增加有利于健康的化学物质，如激素、酶和乙酰胆碱等，使人体处于良好的机能状态。而当人的情绪有所波动、产生消极悲伤情感超过正常的生理限度时，就会造成生理机能失调，导致疾病的发生。

毋庸置疑，生活的焦虑所造成的压力降低了人们抵抗疾病和传染病的能力。最近的调查显示，你越焦虑就越容易生病，而且焦虑症可造成患者极大的痛苦，有些患者社会功能受到明显影响，生活质量显著降低，妨碍其正常生活，甚至可危及生命。其不仅是精神专科医生的课题，也是临床各学科都应了解的基本问题之一。目前，国内对焦虑症的识别率和治疗率仍处于较低水平，所以加强对焦虑症基本知识的普及十分必要。

第三节 情绪管理

一、情绪简介

（一）情绪的定义

情绪是指人们在面对生活中的事物时，身体所产生的不同变化，以及伴随这些变化个体所知觉到的精神状态。情绪就是我们平时说的心情、心境，是一种最基本的感情现象，并且是显著影响人生成功的非智力因素。一般来说，情绪可以分为正面情绪和负面情绪。正面情绪也就是积极的情绪，它可以促使我们不断学习，养成良好的生活习惯，从而鼓舞我们不断健全完善自己的人格。而负面情绪，也就是我们所说的消极否定情绪，它往往使人意志消沉、兴致低落，如果过于严重，往往会阻碍我们正常的成长、生活和学习，消极地影响着我们的人生。

（二）情绪的类型

情绪的分类有很多种，古今中外各有不同的看法。我国古代将情绪分为七种：喜、怒、忧、思、悲、恐、惊。而有的书把人类情绪分为九种基本情绪：快乐、温情、惊奇、悲伤、厌恶、愤怒、恐惧、轻蔑、羞耻。根据美国心理学家普拉切克（Plutchik）的观点，情绪可以分为悲痛、恐惧、惊奇、接受、狂喜、狂怒、警惕、憎恨这八大类。一般情况下，我们把情绪分为喜、怒、哀、惧这四种。不管分法如何，我们都可以看到消极情绪占的比重大于积极情绪，使得我们很容易不知不觉地陷入不良情绪中。因此，我们要学会管理自己的情绪，调动积极的情绪，有效地赶走不良情绪，塑造阳光的心态。

（三）情绪与健康

《红楼梦》中的林黛玉是一位很有才情的女子，但是她性格内向孤僻，郁郁寡欢，终日以泪洗面。书中记载，她自小身体虚弱，后来患了严重的肺病，最后气绝身亡。林黛玉忧郁悲观的性格特征，注定了这个角色的悲剧结局。虽然这仅仅是一个故事人物，但是根据有关专家研究，情绪与健康确实有密切联系。

情绪对健康的影响首先体现在身体健康上，如果长期处于紧张的情绪中，免疫系统和心血管功能会遭到损害；长时间处于沉重的心情中，可能会损害记忆力；不良情绪甚至会影响体内营养的吸收，使人体质下降。我们生活中常见的心脏病、高血压、头晕等都与情绪有关。由于情绪不好，内分泌出现紊乱，抵抗力下降，导致免疫功能失调。可见，人全身任何一个器官都可能因情绪的不好而患病。

另外，情绪更是直接影响着我们的心理健康。无论哪种心理疾病都与我们的情绪密切相关，例如，神经症里的焦虑症、恐怖症、强迫症等，起因与情绪有关，症状也主要表现为情绪问题，所以情绪与我们的心理健康密不可分。

二、情绪智商

情商（Emotional Quotient），即"情绪智慧"或"情绪智商"，萨洛维及其合作伙伴约翰·梅耶所著的《情商：为什么情商比智商更重要》一书中，已对情绪智商给出了详细的定义，将情绪智商扩展为五个主要领域：了解自身情绪、管理情绪、自我激励、识别他人情绪、处理人际关系。

（一）自知

自知（Self-awareness）就是了解自己情绪的长处与不足，能够准确地识别、评价他人的情绪情感，能及时察觉自己的情绪变化，以及能归结情绪产生的原因的能力。它是情绪智商的基础和核心，对一个人的生活目标、自我发展目标的确定有着重要的影响。自知的特点：①准确识别情绪，②准确识别情绪产生的原因，③准确识别环境关系。自识能力比较强的人，他们会对自己的生活有一个明确的方向、长远的目标，并且会根据这个方面而不断努力。缺乏自我认识情绪能力的人因为不能正确评价自己而缺乏明确的发展方向，经常由于生活中的一些事情而使人生目标偏离，缺乏动力。

（二）自控

生活中，人们不可避免地会遇到不良情绪的冲击，但是人们可以控制不良情绪持续的时间。自控（Managing Emotions）就是在自知的基础上，适应性地调节、引导、控制、改善自己的情绪，使自己能够摆脱强烈的焦虑、忧郁，能积极应对危机，并能增进实现目标的情绪力量。自控包括自我监督、自我管理、自我疏导、自我约束和尊重现实。尊重现实包括尊重自己的现实、他人的现实和周围环境的现实。

自控不是压抑。压抑是把自己的情绪，尤其是不好的情绪，深埋在心灵深处，不愿回忆。压抑的结果可能会导致情绪更猛烈的爆发。自控是有目的地疏导自己的情绪，是积极地释放、升华情绪。压抑是"堵"，自控是"疏"。任何人在情绪不好的时候都存在情感和理智的矛盾。自控者可以很好地控制自己的情绪和情绪行为，能认清和融入自己的工作环境，摆正和适应自己的角色；能根据现实积极思考、深思熟虑，得出结果，并且能够适应变革，面对复杂多变的环境也能迅速而有效地调整自己；能明白自己应该以及可以做什么，现在和未来要做什么。

（三）自励

自励（Motivating Emotions）就是利用情绪信息整顿情绪，增强注意力，调动自己的精力和活力，适应性地确立目标，创造性地实现目标。它是一切内心想法要争取实现的条件，其中包括希望等所产生的一种动力，是人类活动的一种心理过程。人的所有活动几乎都是通过激励而产生的。而人们常用的是自我激励，通过自我激励，人们从中获得内在的动力，然后朝着自己设定的目标而不断前进，最终达到目标。自我激励包括积极主动追求身边的事物；具有开放性的学习品质；对自己的行为负责以及有坚定的信念。自我激励能力较高的人，会积极乐观地看待身边的事物，能够不断地调节自己的情绪，为自己设定较高的目标，并且通过自己的能力以及强烈的动机完成甚至超越已定的目标。

（四）通情达理

通情达理（Empathy）就是能根据别人的情绪和反应，了解他人的需求和感受的能力，并且能够设身处地考虑他人的行为原因，具备换位思考的能力和习惯，理解和认可情感差别，能与和自己观念不一致的人和平相处。在生活中不仅要认识自我的情绪，还要学会了解他人的情绪和观点。只有学会站在他人的角度去思考问题，才能找到比较适合的解决方法。并且站在他人角度看待问题，可以得到他人的信任，在行事方面才能事半功倍。

（五）和谐相处

和谐相处（Handing Relationships）就是能妥善处理人际问题，与他人和谐相处。在这个过程中，需要在自我情绪认识、自我控制、自我激励和通情达理的基础上，从中合理运用动之以情和晓之以理的方法，从而达到和谐相处的目的。要做到和谐相处，还需要具备两个方面的能力：其一是真诚，就是接纳他人，并且与他人真诚合作；其二是无条件积极关注，就是无条件地关注他人的言语、行为和需要。如果能够做到理解他人，真诚待人，并且尊重他人，自然可以与他人和谐相处，建立友谊。人际关系管理能力强的人，能轻易地化解交往中的矛盾和敌意，他们在工作和生活中都能够有效地建立良好的人际关系，为自己的工作和生活带来了很多便利。

总体而言，情商是指人识别和监控自己及他人的情感，懂得如何换位思考，恰当地维护心理平衡，形成以自我激励为内在驱动力和核心，形成以理性加以调节的坚强意志，妥善处理自身与他人交往等方面的素质和能力。

三、儿童情绪发展

儿童在学前到学龄这段时间内，他们情绪的发展速度是非常快速的，诸如控制自身消极情绪的爆发等方面的情绪技能在 5~12 岁之间飞快地发展。早期关于儿童情绪发展的研究中，多数将儿童看做是一个独立的个体，认为情绪的发展是一个内在心灵孤立发展的过程。所以研究更多关注个体的情绪控制、情绪生理以及言语表达，而其他与情绪有关的方面，如情绪交流等则较少受人关注。但是越来越多人发现，外部的社会化过程，如他人对情绪的解释、对儿童情绪的积极或消极反应，能很好地预测儿童的情绪能力，并且父母对孩子情绪的社会化措施能够很深刻地影响孩子的情绪能力。许多研究表明，儿童会在不同情境中获得各种团体，如人类、家庭、同伴群体、小团体等的情绪常模，并且随着年龄的变化而变化。所谓"情绪常模"（Emotion-norms），是一种类似规则的信念，它规定人们在特定的情境中交往时能接受的行为。亲子交往、同伴交往是学前和学龄儿童情绪发展所必须面临的主要社会情境，以下就从这两个方面介绍儿童的情绪发展情况。

（一）亲子交往中儿童情绪的发展

亲子关系是一种亲密但不对等的关系。由于父母的知识等各方面都远远超过孩子，并且孩子从小与父母生活在一起，所以他们对儿童情绪发展的重要影响是不言而喻的。他们是孩子的依恋对象，同时还担任着认知和情绪"专家"的角色。一般而言，父母对儿童具有两方面的作用，他们不仅在孩子情感需要方面安慰和支持孩子，还是教育和指导孩子的情绪发展的"专家"。

一般来说，当孩子在童年时期被消极情绪困扰的时候，父母都是孩子身边最主要的安慰者和支持者。当孩子自己不能处理情绪困扰时，父母应该及时出现并且帮助他们进行情绪调节。父母在孩子被消极情绪困扰时的及时反应，能够帮助他们缓解当前的痛苦，并能帮助他们日后懂得抑制和排解消极情感，从而慢慢学会控制可能引起他们沮丧的不良情境。但是，如果父母在孩子被消极情绪困扰时忽略了孩子的消极体验，便会让孩子产生分心、转移注意等应对消极情绪的策略。另外如果父母对孩子情绪是误导的，那么孩子很可能产生歪曲的情绪理解，这些都会阻碍儿童的情绪发展。曾经有研究表明，父母对孩子情绪信号的反应能显著影响孩子的情绪发展。对母亲有安全依恋的学前儿童，对消极情绪以及混合情绪有更好的理解；而对父母具有不安全依恋的儿童，容易把同伴的意图看做具有敌意的。

父母对学前期到学龄早期儿童的情绪发展有重要的影响。随着儿童的成长，他们会逐渐减少对父母支持的依赖，到青少年期父母的影响作用会迅速减弱。曾经有研究指出，在研究中给孩子呈现一个父母关注其情绪反应的故事，多数小学儿童在故事中仍会表现出真正的情绪，如生气、焦虑、难过和痛苦。特别是年纪稍微小一些的学龄儿童，将母亲看做是表达愤怒的最佳对象。他们在自己缺乏情绪调节技能时，表达出愿意接受父母帮助的情绪。但是从二年级开始，儿童对父母这种单方面的信任和获得情绪支持的感受开始改变，他们开始预想自己对他人表达愤怒不会得到父母的赞同。到青少年期，儿童对父母曾经的情感信任和依赖已经完全改变。八年级的青少年，他们预想在父母面前表露真实的悲伤或者愤怒等消极情感会得到父母的消极反应，所以他们更多地选择不表露出来。其中八年级的女生认为，在某些情境下应该对情绪的表达有所掩饰，另外，她们更愿意把同伴作为真正情绪表达的对象。这些不但表明了儿童到青少年情感发展的逐渐成熟和独立，而且反映了亲子关系在儿童青少年期发生的显著变化。这些都需要父母与孩子双方的共同努力去适应。

父母还有另外一个角色——"情绪专家"，父母会有意或者无意地教孩子怎样应对和处理日常的情绪事件。父母会告诉孩子他们对某件情绪事件的评价，然后帮助孩子学会针对某种情绪体验使用相应的情绪表达，以及使用情绪表达的文化或亚文化规则。这三部分刚好构成了情绪的三种成分。父母通过普通家庭生活中和儿童的"情感对话"（Feeling Talk）演绎着"情绪专家"这一角色。这种生活中经常出现的对话形式，大大促进了儿童对各种情绪的理解。大量研究表明了这种家庭对话的重要性，家庭中母亲在讨论家庭成员的情绪上花费的时间越多，她的孩子在 3 岁的时候将会表现出更好的情感观点采择能力，到学前期儿童将表现出更好的情绪理解能力。

但是，如果父母对孩子的情绪教导和预警是误导性的，那么孩子在童年中期对情绪就会产生扭曲的理解，如倾向于认为使他产生愤怒情绪的同伴具有敌意。邓恩等（Dunn, Brown & Maguire, 1995）的研究发现，儿童早期的情绪理解与幼儿以及一年级儿童的道德认知水平相关。从总体上看，如果儿童在谈论感情话题较多的家庭成长，这不仅会促进他们对他人情绪和感受的理解力，提高社会交往技能，还可能促进学前或学龄儿童良好道德情绪的发展。

（二）同伴交往中儿童情绪的发展

相对于亲子关系而言，同伴关系中的双方具有平等的社会地位和权力，所以同伴关系具有对称性。其一，同伴之间有很多相似的地方，随着孩子认知水平的不断提高，他们会觉得同伴更有可能理解自己的情绪，很多事情可以以协商的方式讨论和解决，从中逐渐形成各自较为成熟的情绪调节策略。在日常交往中，孩子们几乎是在一个相对平等的环境中，大家都具有同样的社会认知水平和道德水平，面临着几乎同样的成长过渡期和生活事件等，因而彼此之间更能够互相理解和支持指导。其二，同伴之间可以形成群体、小团体或友谊关系，所以团体可以发挥抑制或加强其情绪体验的作用。群体的形成，使儿童在伙伴们面前避免表现出愤怒或是恐惧等消极情绪，使得孩子在和伙伴们一起玩游戏时感受到更有趣，或在一起看到某种恐怖现象时彼此感到更加恐惧。在与同伴交往和协商的过程中，儿童不断学习如何通过适当的认知策略调节自己的情绪。曾有研究表明，年长儿童比年幼儿童在生气的时候，更多采用"沉默处理"，更多地转移注意力，远离让他们生气的同伴；不同年龄的儿童在寻求同伴的社会支持上没有显著性区别。10 岁儿童几乎全部认为，认知回避可以有效地减少他们的愤怒或难过情感，这一比例比学前儿童、青少年以及成人都多。还有一项研究发现，当主人公受到同伴伤害时，儿童都认为远离是最好的策略；主人公受到同伴羞辱时，他们觉得问题解决是最好的策略。在这里，远离和问题解决都不需要表现出消极的情感，而情绪爆发则被儿童一致地认为是最坏的策略。另有研究进一步表明，小学低年级儿童大多数都已经知道，表现出来的情绪不一定与内心感受到的情绪一致。这就是我们平时说到的"情绪外壳"（Emotional Front）。虽然儿童学会这些

"情绪外壳"，会让孩子情绪表达的真实性有所减少，但无可否认它也有积极的一面。因为"情绪外壳"在多数情况下，意味着儿童有控制主观情感表达的能力。这些研究结果表明，随着社会认知能力的发展，学前、学龄儿童控制和调节情绪的能力越来越强，他们学会了在出现情绪冲突的时候减少愤怒的表达，尤其是年长儿童在处理情绪冲突的时候，他们更倾向于采用能达到目标而不破坏人际关系的方式。

随着儿童的成长，他们逐渐生活在需要与他人交往的环境中。同伴交往就无可避免地会形成同伴群体，现代的同伴群体似乎更多地抑制情绪表达。如果在同伴交往中，出现不遵循情绪表达规则的儿童，如那些经常爆发愤怒或者对自己的成功洋洋得意的儿童，会招致同伴的拒绝。虽然这种同伴拒绝有时候非常短暂，但这对儿童而言也是一个很强烈的刺激。这种同伴拒绝促使儿童逐渐服从同伴行为标准。所以，不难理解在这种同伴常模的压力下，为什么越来越多的孩子对许多情境中的多数情绪表现出"酷"或者说是冷静的姿态。例如，一般情况下，社会都要求男孩子比女孩子更多地保持外在比较坚强的形象，这使得他们跟女孩子的某些情绪常模不一样。有一项研究表明，10 岁和 12 岁的儿童，尤其是女孩，在面临挑衅时都能保持相当的镇静。而年纪比较大的儿童，会表现出更多的消极手势和更多的沉默反应。由此可以看出，"情绪外壳"与同伴压力有着一定的关联。在与同伴交往的过程中，儿童自然进入了同伴的注视之中，他们从中学习到自我表现等方面内容，对于儿童在以后的生活中是非常重要的。

四、积极情绪

积极心理学是由心理学家塞里格曼和奇克森特米海伊（Seligman & Csikzentmihalyi）首创的一个研究领域，20 世纪末在美国兴起。它的研究主题主要包括三个方面：一是积极情绪（Positive Emotion），如快乐（Happiness）、幸福感（Well-being）等；二是积极个性（Positive Character），如自我决定（Self-determination）、智慧（Wisdom）、创造力（Creativity）、美德（Virtues）等；三是积极社会机制（Positive Institutions），如社会关系（Social-Relationship）、文化规范（Culture-norms）、潜能发展的家庭影响（Effect of Family on the Development of Talent）等。由此可以看出，积极情绪是积极心理学研究的首要主题。

积极情绪（Positive Emotion）即正性情绪，"Positive"表示正性的、积极的。它是相对于消极情绪来说的，它和消极情绪属于同一个事物的两个方面。从个体的体验层面来说，积极情绪就是对自己的过去感到幸福和满足；对未来充满希望和持乐观态度；对现在感到快乐和充盈。在实际生活中经常听到的快乐、愉快、希望、满足等都是积极情绪的代名词。

许多研究者曾经对积极情绪进行具体的描述或定义，如罗素（Russell）曾说过，"积极情绪就是当事情进展顺利时，你想微笑时产生的那种好的感受"。弗莱德里克森（Fredrickson）指出，"积极情绪是对个人有意义的事情的独特实时反应，是一种暂时的愉悦"。孟昭兰认为，"积极情绪是与某种需要的满足相联系的，通常伴随愉悦的主观体验，并能提高人的积极性和活动能力"。情绪的认知理论则认为，"积极情绪就是在目标实现过程中取得进步或得到他人积极评价时所产生的感受"。

从分立情绪理论的观点来看，积极情绪包括快乐（Joy，Happy）、满意（Contentment）、兴趣（Interest）、自豪（Pride）、感激（Gratitude）和爱（Love）等。快乐是指当情境被评价为安全的和熟悉的，或者是个人取得进步和实现理想时而产生的情绪感受；满意是指被他人接受所引起的感受，如果情境被评价为安全、高度确定和需要低付出，那么就会引起满意感；兴趣是指当个体技能与环境挑战相匹配时产生的愉悦感，当情境被评价为安全、新颖、神秘以及有一种困难感时，就会引起兴趣；自豪是当目标成功实现或被他人评价为成功时产生的积极体验。概括地说，积极情绪即正性情绪，是指个体由于内外刺激和事件满足了个体需要而产生的伴有愉悦感受的情绪体验。

（一）积极情绪与心理健康

1. 积极情绪有助于主观幸福感的提升

主观幸福感是指个体对于本身的快乐和生活质量等"幸福感"指标的感觉。由于积极情绪能够扩展心理活动空间，而心理活动空间的扩展，可以让个体更好地接受后来有意义的事件，从而增加了体验积极情绪的机会和可能性。积极情绪的体验，不仅可以提高应对事物的能力，缓解消极情绪，而且积极情绪的反复体验，还可以增加个体的心理弹性，提高社会关系的质量，增进个体的主观幸福感。

大量有关压力与应对的研究发现，积极情绪促进了以问题为中心的应对策略的运用。而以问题为中心的应对策略，能够促进压力的有效解决，进一步提高积极情绪水平，促进主观幸福感。曾经用"情绪体验取样法"研究的结果也表明，叙说自己在日常生活中，积极情绪或心境多于消极情绪或心境的个体，具有更高的心理弹性、更有活力、生活得更幸福。

2. 积极情绪的表达有助于心理健康

有研究曾经指出，所有积极情绪都带有一种表情符号，也就是我们所说的"杜兴式微笑"——嘴角上翘，同时伴有眼周肌肉收缩。肯特那和波纳诺（Keltner & Bonanno）曾经进行了一项研究：要求参加研究者对死去的同伴进行描述，发现在描述时出现"杜兴式微笑"的人和非"杜兴式微笑"的人相比，前者报告了更少的消极情绪和压力，尤其是表现出更少的愤怒；同时他们报告了更多的积极情绪，尤其体现出喜欢。研究结果表明，"杜兴式微笑"可以减少人的痛苦而且使人更好地调整自己的情绪。哈克和肯特那（Harker & Keltner）曾经对女性情绪进行研究，从中发现了那些在 20～21 岁的照片上出现较多"杜兴式微笑"的女性，在 30 年后感到更幸福。大量研究也表明，积极情绪的表达对心理健康有显著的促进作用，特别是当我们把积极情绪的内容写下来时，如用积极情绪词汇记录比较温和的压力和创伤，有助于个体面对创伤和压力，使个体感受到更多的积极情绪和更少的抑郁心境。

（二）积极情绪与生理健康

1. 积极情绪能有效促进身体康复

积极情绪与身体健康也有显著的相关。大量研究发现，积极情绪有助于疾病的预防和身体的康复。不少研究表明，积极情绪中的乐观和希望对健康非常重要。例如，在心脏移植手术后，病人积极的期望预示着更好的痊愈效果。乐观者比悲观者在疾病之后恢复得更快。通过以失去配偶的人作为研究对象发现，能发现生活的意义并且保持积极情绪的人，可以更好地应付面临的困难，并且寿命更长。

还有一些以幸存者作为研究对象的研究表明，积极情绪有助于康复。团体心理治疗项目就是一个显著的例子。团体心理治疗项目中体现的社会和积极情感支持对患有乳腺癌的女性有很大的帮助，焦虑和抑郁情绪得到降低，存活的时间得到延长和复发率降低。大家都知道，在疾病治疗中，主要的病症消失并不意味着完全的康复，疾病的复发率很高。法瓦（Fava）和同事针对这一现象，开展了一个"健康治疗"，主要目标是通过本次"治疗"，增加参与者对生活中积极方面的认识和体会。两年的治疗结果表明，参加治疗的人比接受正常医学治疗的人表现出更低的复发率。这从另一方面说明了积极情绪也是一种人们对事物的看法和体会，所以可以从改变认识和体会等方面去改善健康。

2. 积极情绪能有效预防疾病

研究发现，积极情绪可以有效地预防心血管疾病。悲观和焦虑的成人比乐观和少焦虑的成人表现出更高的不稳定血压（Ambulatory Blood Pressure）和更少的积极心境（Positive Mood）。如果个体同父母一起生活在温暖和亲密的关系中，在 35 年以后（即中年）诊断出疾病（如冠心动脉疾病、高血压、溃疡、酗酒）的可能性减少。大量的医学研究也表明，积极情绪对疾病的预防，可以通过大脑对丘脑、胸腺的调节，影响体内植物神经系统和内分泌系统的功能，增加细胞和体液免疫以及体内的其他功能，从而增强体内抵抗疾病的能力。在情绪与癌症的大量实践研究中都证明，积极情绪不但在预防癌症发生的过程中发挥重大作用，而且对于癌症的治疗和复发率的降低都有明显的效果。阿弗莱克（Affleck）等人通过访谈研究发现，心脏病人第一次心脏病突发时，如果想到了生命的意义，在之后的生活中改变他们的生活方式，使得他们能够乐观生活，那么后来心脏病发作的次数将会大大降低。

3. 积极情绪能促进生理健康

积极情绪能够促进生理健康，主要是因为积极情绪可以提高人的免疫系统功能。这些都可以在主观幸福感以及笑和幽默的研究中找到证据。过去大量的研究表明，人的主观幸福体验能够影响人的免疫系统，从而影响人的身体健康。相对于缺乏主观幸福感的人，一个主观幸福感体验更强的人的免疫系统更强大，更能确保人的身体健康。在笑和幽默的研究中发现，笑有助于增加人的积极情绪和免疫系统功能。尤其值得注意的是，积极情绪的主观体验改善了这种免疫系统功能的调节，尤其是老人。这说明，通过笑所产生的积极情绪有助于健康。与笑相联系的幽默更多地被视为一种对待事物的看法和态度。人们常用幽默来对付生活中的压力，而经常使用幽默来对抗压力的人更容易有积极的心境。所以，当我们在面对生活压力时，可以通过笑和幽默来改善免疫系统功能，从而促进健康。另外，奥斯特尔（Ostir）等人研究的结果表明，具有积极情绪体验的人的身体机能状况明显好于那些不具有积极情绪体验的人，感受到幸福的人在 65 岁以后的寿命长短几乎是感受到不幸福的人的 2 倍。

五、四大解决负性情绪的方法

（一）驱走非理性信念

曾经有一位高中生，成绩很优秀，但是终日闷闷不乐。问他为什么总是情绪低落，他说："我本来应该每次拿第一名的，但是上次拿了第三名！"在咨询室中也不难发现，一些因为感情受挫而前来咨询的人，抛出来的话肯定是："为什么他（她）不爱我了！"这句话的潜台词是："他（她）应该一直爱着我啊！"

上面例子中提到的人，他们都持有具体的非理想信念：我应该考试总是第一，他（她）应该一直爱我。而且他们会对着自己不断地重复这个非理性信念，并且还会把这种具体的非理性信念强加给自己以及身边的人或者周围的环境，因而导致不良情绪加剧。非理性信念一般具有三个特征，其中，绝对化要求是非理性信念最普遍的特征。绝对化要求的人往往从自己的主观愿望出发，他们认为某一件事"应该"发生、"必须"发生或者"不应该"发生、"一定"不发生。他们的话语中多带有绝对性的字眼。但是世界上事物的发生发展不以个人的主观意志为转移。所以在他们眼中，事情往往出乎意料并且不可接受，他们也经常被不良情绪所困扰。第二，过分概括化。这类型的人对自己和他人总是不能有客观的评价，常常以偏概全。他们会因为自己所做事情的结果好坏而评价自己的个人价值，认为自己是一个非常伟大的人或者认为自己毫无价值；也常因为别人做事情中的一点差错而片面地认为别人能力不足或者别人的品行不端等。第三，"糟糕透了"。他们总是认为事情会带来无法挽救的可怕后果，终日生活在焦虑、抑郁、悲观和绝望等不良的情绪体验中。这种信念的产生与对自己、他人以及环境的绝对化要求的信念不可分割。

上面三种是非理想性信念的特征，常常导致我们的情绪困扰。我们应该想办法用理性的信念取代这些非理性的信念，从而减少非理性信念对我们心灵的伤害。但是这些非理性信念是很难觉察的，几乎所有人都意识不到自己的非理性信念，即使自己坚持并且持续应用着这些信念却能丝毫不察觉。所以，我们应该时刻留意自己是否有上述的非理性信念。如果自己总是用"应该"、"必须"的字眼，那么要进一步思考：世界和事物为什么要根据我的喜好而发展呢？它们是独立于人的思维之外的，奢望符合自己的要求是不切合实际的。所以，应该改变自己内在"应该"和"必须"的想法，不把这种想法强加在自己、他人和周围的环境上。

另外，我们不应该等待事物的发展来满足我们。我们应该顺其自然地对待世界发生的一切，并且在这个基础上通过自身的努力而使自己的需要尽可能多地得到满足，而不是仅仅在思想上希望得到满足，奢望在现实中也可以得到同样的满足。

其实在一般情况下，我们的非理性信念都是来自于自身特殊的思维方式而不是他人。当我们的大脑中形成了非理性信念后，我们就会不断地反复运用它，非理性信念也会因为反复地运用而得到强化，从而产生不良的情绪。所以，在我们产生了不良情绪的时候，检查自己是否有非理性信念。因为非理性信念产生后，不管我们是否觉察到，它都会起作用。因此，我们要警惕自己的用语，及时纠正自己的非理性信念。

（二）合理运用理性情绪疗法

小冰和小敏都是高三的学生，她们同时参加了高三的模拟考试，也同时在这次考试中考砸了。小冰觉得为什么自己那么努力学习了，还是考得不好？难道注定我是考不上大学的？从此总是郁郁寡欢，学习效率和激情都下降。而小敏分析了自己考得不好的原因：除了知识不够扎实，心理素质也不过关。所以在剩下的时间里除了更加努力学习外，还注意锻炼身体。最后，小敏考上了理想的大学，而小冰却高考落榜了。

为什么两个人遇到相似的事情，处理方法却如此不一样呢？

其实，很多不良情绪不是由人或事引起，而是由自己对人或事的不合逻辑的信念导致的。而且人们会在生活中不断重复并强化这些非理性的信念。艾利斯的情绪 ABC 理论很好地揭示了引发我们不良情绪的主要原因。这个理论认为，人产生不良情绪不是由于发生的事件本身，而是由于人们对事件的不正确理解和评价而引发的。这就是我们所说的情绪 ABC 理论。A（Activating）指的是现实中存在的事实或者事件，包括一个人的行为和态度。C（Consequence）是指一个人的情绪与行为，C 可以是适当的，也可以是不适当的。A 不是引起 C 的直接原因，A 只是一个间接原因，而 B（Believe）是指个体对 A 的理解和评价，它才是导致 C 产生的主要原因。如果一个人因为失业而感到沮丧，那么他并不是因为失业这个事情感到沮丧，而是因为失业所带来的失败信念使他感到沮丧。非理性的信念是导致我们产生不良情绪的主要原因，它会掩盖和阻碍探索解决问题的方法；理性的信念则是冷静、柔和的，它会帮助我们探索解决问题的真实方法，并且维持我们的良好情绪。因此，我们要学会改变导致不良情绪的非理性信念。要学会改变非理性信念，我们必须学会接受事实。也就是说，如果我们真心想驱走不良情绪，那么我们一定要努力矫正不正确的想法，放弃非理性的思考。

在 A、B、C 之后，紧接着是 D（Dispute），也就是辩论。通过辩论，我们可以学会理性的原则，并且通过运用这些原则可以摧毁我们大脑中不切实际的假设和信念，得出合理的信念。艾利斯认为辩论可以分为三个方面：第一是侦察（Detecting），即学会怎样侦察出自己内在的非理性信念，如"应该"、"必须"这些绝对性语言。第二是辩论（Debating），即在自己的头脑中，将理性的观念和非理性观念进行辩论，得到新的合理理论。第三是分辨（Discriminating），就是要自己学会分辨哪些是理性信念，哪些是非理性的信念。当前面几个阶段完成后，就到了 E（Effect）阶段，也就是效果，我们会获得新的理性信念，从而成功驱走不良情绪，达到心理的平衡。

所以当你遇到不良情绪困扰时，可以考虑使用艾利斯的理论，通过 A－B－C－D－E 这整个过程，重新构建自己的合理信念，获得良好的情绪。

（三）躲避与转移

在平时的生活中，我们不难发现一些人总是为这件事或者那件事而动气。一般而言，一个人不会无缘无故地生气，但是为什么面对同一件事，有些人会生气而有些人却泰然处之呢？因为在动气者的眼中，他们觉得这件事是不可忍受的，而不动气的人却认为没有必要为这件事动气。所以，爱动气的人应该提高自己对外界事物的耐受力，以及改善自己对外界事物的客观评价。对付怒气的关键在于对付外界的事物。而对付外界的事物，较有效并且常用的方法有两种。

第一种，躲避刺激。使用这种方法不需要很多的技巧，当你觉得会让你生气的事物将要出现时，尽量避开这些地点和场合，不让矛盾有产生的机会。但这是一种比较消极的方法。

第二种，转移刺激。在人生气的时候，大脑皮层中会有一个兴奋中心，并且以这个为中心向四周扩散。所以我们应该在兴奋中心充分扩散的时候，把注意力转移，离开让我们生气的现场或者去做自己感兴趣的事情，建立一个新的兴奋中心，与原来的兴奋中心相对，从而衰减了原来兴奋中心的力量。例如，在生气的时候，想象自己在山清水秀的风景中，或者听听音乐，唱唱歌等，都可以起到缓和心情的作用。但是在有意识地转移刺激的时候，要注意转移的方法。转移刺激的方法很多，但是建议先掌握转移刺激情绪的方法，因为可以暂时避开不良情绪，减少不良情绪对自己的伤害。例如，一个失恋的女生，在失恋后可以通过旅行或者努力学习，把所有的注意力和精力都投入到这些事情中，不让自己沉浸在不良的情绪中不能自拔。这种方法既可以缓解不良情绪，同时可以使自己有所受益。

转移情绪的活动非常多，在选择的时候要根据个人的具体情况、兴趣爱好等各方面选择。可以选择喜剧，让自己在笑声中驱走不良情绪；旅游，通过感受大自然的美好而驱走心中的郁闷；购物，排解压力的同时真切感受身体的满足感……通过这些方法，可以使情绪暂时得到缓解，减少心理创伤，有利于情绪的稳定。情绪的转移大概可以分为三种，一种是注意力的转移；一种是思维的转移，将思维活动从消极的情绪转移到其他的情绪状态中；最后一种是行动的转移，在消极情绪出现时，做一些自己感兴趣的活动，成功冲淡消极情绪的影响。总而言之，转移情绪的关键是要及时主动，不让自己沉浸在消极的情绪中，马上行动，给自己的心灵引进阳光，驱走阴霾。

（四）释放与宣泄

不良情绪也许是我们每个人每天都会遇到的，但是不良情绪是不可以长期积压的。一般而言，将不良情绪发泄出来比压抑在心里要好。喜、怒、哀、惧本来是人的基本情感，如果长期强迫自己控制情绪而忽视和否定了自己的真实感受，会危害自己的身心健康。另外，布罗伊尔和弗洛伊德发现，在心理治疗的过程中，如果病人可以得到比较好的精神疏泄，病情会出现比较大的好转。所以他们认为，当这些积郁的东西得到"净化"后，治疗效果更好。在平时的生活中，我们也可以发现一些白发童颜的老人往往是心胸开阔、性情爽朗的人，他们不拘小节、心直口快，倾向于把自己不愉快的情绪或者是心中烦恼的事情说出来。他们及时解决心中的矛盾，没给不良情绪逗留在心里进而危害身心健康的机会。而一些身体虚弱、脸色泛黄的人，往往心胸狭窄、喜欢嫉妒、爱生气、终日闷闷不乐，使得这些不良情绪积累在心中，心理冲突不能得到很好的缓解。解决这种情绪，可以选择的途径很多，关键是找到适合自己的途径。以下是常用的宣泄和疏导情绪的方法：

（1）倾诉，也就是说出来。这是平时生活中最常见，也是最简单的宣泄方式之一。如果在生活中暂时找不到合适的倾诉对象，或者因为自己的事情难以向他们启齿，也可以通过书写的方式达到倾诉的目的。写可以是对别人的倾诉（写信），也可以是对自己的倾诉（写日记），还可以同时是对自己与对别人的倾诉（写日志、博客或者微博）。通过上述的方法，都可以起到表达情绪的作用。

（2）哭泣。这也是自我调节情绪的一个好方法，它在一定程度上对人的身心健康能起到促进作用。平时如果遇到特别悲伤的事情，适当地哭泣发泄可以有效地调节情绪。

（3）喊叫。这种方法可以让人体的能量得到一定程度的释放。如果心里确实郁闷或者怒气难消，可以尝试在森林、山顶、公园或者大海边这些不会影响到他人的场所大喊几声。喊完之后，也许心里舒服了，情绪也没那么郁闷了。

（4）运动。运动可以消耗人体大量的能量，同时能有效宣泄心里的不良情绪，另外还有锻炼身体的功效。

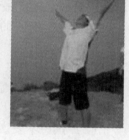

虽然上述的几个方法都可以调节情绪，但是专家研究表明，如果总是以宣泄的方式排解情绪，其实情绪并没有被真正排解。如果不注意情绪的细微变化，这种排解情绪的方法反而会形成恶习，进一步危害健康。所以，应该适当地运用宣泄，不可过度使用，要认真体会自己情绪的变化。

图4-6　心理漫画

六、四种情绪调节法

（一）音乐放松法

音乐放松法是指借助情感色彩鲜明的音乐来调节心理活动，从而达到控制情绪的目的。

不同的音乐可以带来不同的情绪体验：欢快有力的节奏能使人振奋；轻松优美的旋律能使人松弛；缓慢的旋律能使人安静，并且有消除疲劳的功效。因此，通过选听不同的音乐，可以恰当地调节人们的情绪。

音乐可以调节情绪，其主要原因是音乐以音调为媒介，作用于听觉神经，进而对大脑皮层产生刺激，改变脑电波。另外，音乐还可以通过听觉神经，作用于人体的各个器官，使身体本身的节奏、强度和频率与音乐同步同调。所以听典雅、庄重、

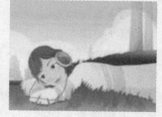

图4-7　心理漫画

平和的音乐可以让人全身放松，身心愉悦，调节人的生活；听恬静悦耳的乐曲，可以使生气的人冷静下来。

在平时生活中，如果产生了负性情绪，可以使用音乐对自己进行放松，音乐放松法的运用范围比较广。但是在进行音乐放松时，最好能够选择恰当的环境：光线柔和，空气清新，室内相对安静，整个环境能使你的情绪安定。另外，检查自己的身体是否处于放松的状态，如果不是，可通过深呼吸等方法放松全身，使身体处于较好的状态。进行音乐放松时，乐曲音量的最佳范围为 40～60 分贝之间，不宜过大或过小。最重要的当然是选择适合自己的乐曲，因为只有当所选乐曲的节奏、旋律与自己身体的节奏及体内感受到的节奏相吻合时，才能最有效地调节情绪，使人处于身心愉悦的状态中。

建议根据不同的心理状态，选择不同的乐曲，以达到最佳的放松效果，常见的举例如下：

（1）情绪抑郁。

可选取《步步高》、《喜洋洋》、《第三交响乐》、《匈牙利狂想曲》、《彩云追月》等。

（2）焦虑不安。

可选取《蓝色多瑙河》、《月光曲》、《雨打芭蕉》、《姑苏行》、《A 小调》等。

（3）脾气易怒。

可选取《春江花月夜》、《第六交响曲》、《F 大调四重奏》《D 小调交响曲》等。

（4）悲伤忧愁。

可选取《B 小调第十四交响乐》、《假日的海滩》、《锦上花》、《水上音乐》等。

（5）情绪不稳。

可选取《A 小调四重奏》、《第二交响乐》、《春之歌》、《第四交响乐》等。

（6）失眠。

可选取《G 大调弦乐》、《小夜曲第二乐章》、《幻想曲》、《仲夏夜之梦》等。

在听的时候，除了静静欣赏，体验音乐，感受体内的情绪，调节情绪外，还可以跟随着乐曲哼唱，因为哼唱可以进一步解除身体和精神上的疲劳。除了以上的曲目，也可以体会自然中使人愉悦的声音，如鸟鸣、雨声、风吹叶子的声音等，久而久之，同样能达到稳定情绪、产生平和心境的目的。

（二）颜色调节法

颜色在生活中并不少见，恰当地使用颜色也可以达到调节心理和情绪的目的，常见的几种颜色会产生什么心理效应呢？

1. 红色

红色会使人感到活泼、生动和不安。它是一种代表征服欲的颜色，给人充满力量和热情的感觉，并且会刺激我们的神经系统，使血液循环增快。但如果过久或者过多地接触红色，会使人产生一种压迫感和焦虑感，并且产生疲劳感。因此，在心情郁闷的时候，可以选择看看红色，但是时间不宜过久。

2. 橙色

橙色是阳光的颜色，让人感到活力，食欲增加，并且有利于身体吸收钙质，对恢复和保持健康也有一定的作用。因此，这种颜色适合应用在需要调动人活力的场所，如娱乐室，但是不适宜应用在需要安静的场所，如图书馆或者教室。

3. 黄色

黄色是代表活泼、明快与温暖的颜色，是所有颜色中最明亮的一种。因为它可以让人产生尖锐和扩张的感受，所以可以刺激我们的神经和消化系统，同时对逻辑思维有益。但是黄色也给人不稳定和任意行为的感觉，因此，不太适宜用于室内装潢。

4. 绿色

绿色代表健康、自然、人与自然的相互和谐，并且给人稳健、和平、安宁静止的感受。它可以帮助消化，促进身体平衡，舒缓压力和疲劳，使人镇静。因此，这种颜色适用于好动、压力较大和容易疲劳者，另外对消极情绪者也有一定的帮助作用。

5. 紫色

紫色代表积极、威严和尊贵，具有蓝色和红色的双重性格。它对运动神经、淋巴系统和心脏系统有益，同时对爱情、关心他人和稳定情绪有促进作用。

6. 蓝色

蓝色是大海和天空的象征，是代表沉稳的颜色。它内敛、收缩，对调节肌肉有益，影响人的视、听、嗅三种感觉，并且有减轻身体对疼痛的感觉的作用。蓝色布料给人安全感，在进行瑜伽等静态活动时可以选择使用，但是蓝色不适合用于装潢。

7. 黑色

黑色是代表寂寞、严肃、庄重的颜色，是典型的消极颜色。所以人们在心情郁闷的时候，应该尽量避免接触这种颜色。

要想拥有健康的身心，可以通过选择不同的颜色，合理调节自己的情绪。

（三）呼吸调节法

呼吸是多么熟悉的一个动作。当在激动或者紧张的时候，你是否发现呼吸变得短促？这时候如果试着深呼吸几次，你是否会发现激动或者紧张的情绪得到了缓解？这就是呼吸对情绪的调节作用，也就是我们所说的呼吸调节法。在日常生活中，主要用到以下三种呼吸调节方法。

1. 深呼吸法

随着我们焦虑和紧张情绪的加剧，我们的呼吸也会变得急促、加快，并且这种呼吸运动中腹肌、膈肌几乎没有参与其中，也就是我们所说的胸式呼吸。所以，当需要排解焦虑和紧张情绪时，我们可以用与胸式呼吸相对的腹式呼吸，也就是"深呼吸"，这是相对简单也是最有效的方法。

腹式呼吸其实就是长长地吸气，再慢慢地吐气。具体做法就是让膈肌可以缓慢地上升和下降，同时腹肌可以做有力的收缩。尽量使自己产生"前心贴着后背"的感受，这时候再放松。如果有需要，还可以配合头部和双肩的运动，头部上仰下垂，双肩上下提升，并且通过"1、2、3、4"这种数数的方式控制自己的呼吸速度。

2. 复式呼吸

这种呼吸方法除了可以放松身心，还可以通过训练达到集中注意力的目的。

复式呼吸的具体做法如下：

首先，自己选择一个舒适的姿势，可以选择坐在椅子上，也可以选择站着。根据个人的喜好可以选择闭上双眼或者半睁着双眼。

然后，气流从口和鼻子中慢慢地吐出来，边吐气，边使腹部凹进去。等到空气完全吐出来后，把嘴巴轻轻闭上，再从鼻子吸进空气，令腹部渐渐鼓起来。

最后，等到把气吸足后，暂停呼吸，然后再让气体从鼻孔中慢慢吐出来，同时令腹部凹进去。

建议刚刚学习这种呼吸方法者，可以用嘴巴配合呼气，并且用鼻子呼吸。

另外，在做练习时，可以一边呼气，一边默默地数数"1、2、3、4……"数到"10"的时候，再从"1"开始数起，这时候我们就可以把自己的注意力集中在数数上面了。这也是一种培养注意力的方法。

3. 内视呼吸法

这种方法与以上两种方法不太一样，它是运用视觉表象来调节呼吸的方法。具体的做法如下：

首先，闭上眼睛，静静地坐着，把舌尖贴住上腭，同时面部肌肉要自然放松，身体要取一个最舒适的放松姿势。

然后，一边做缓慢而且深长的复式呼吸，一边想象在吸气的时候，气流会慢慢从鼻孔进入，然后进入到鼻腔，想象气流里面有一个红色的气泡，它

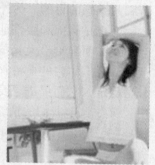

图4-8　心理漫画

沿着气流行走的路线前进，从鼻腔到咽喉，沿着气管到支气管，最后到达胸腔。

最后，想象气流会继续到达腹腔，然后经过左（右）髋部走到左（右）大腿—左（右）膝—左（右）小腿—左（右）脚底。稍稍停顿后，再想象红色的小红气泡会沿着原路返回，直到完全把气体排出体外。

建议在按照上述方法进行练习时，可以一次想象气泡沿着身体的左边运行，而另一次则想象气泡沿着身体的右边运行，不断交替练习。每次进行的时间为5~10分钟便可。

以上的呼吸练习法，虽然看起来很简单，但是如果平时不经常练，到需要用的时候很难发挥其效果。所以建议一开始每天至少抽出十分钟进行训练。随着熟悉程度的递增，练习的时间也可以相应地减少。另外，在刚开始练习的时候，最好选择一个比较安静的地方，可以选择你喜欢的姿势，坐着或者躺着都行。等练习到比较熟悉的程度后，便可以换成随意的姿势。到完全掌握呼吸练习法后，在任何时候都可以自如地运用它来调节自己的情绪，令自己迅速平静轻松下来。

（四）表情调节法

当我们看着镜子，对着镜子皱起眉头，嘴角往下拉，心情自然会感到沉重；如果这时候我们舒展眉头，嘴角上扬，心情也会觉得轻松了不少。众所周知，人的情绪会影响人的表情，但是反过来，表情也会影响人的情绪。当我们有意改变自己的面部表情和姿势表情来调节情绪时，就是情绪调节法。

在这么多种表情中，"笑"对我们的身心健康有很大的促进作用，它是调节身心的重要方法。"笑"可以令我们身心愉快、放松舒畅，从而达到驱走疲劳和紧张感的目的。另外，"笑"也是一种很好的运动。它不仅是面部肌肉的运动，也是胸部和腹部肌肉的共同运动。当我们笑的时候，横膈膜的蠕动将会加快，而当哈哈大笑的时候，四肢和颈部肌肉也跟着一起运动。通过这种运动，我们体内的血液循环和新陈代谢加快，各个器官的配合更加协调，内分泌稳定，从而促进了身心的健康。所以当我们心情不好的时候，可以尝试用"笑"调节我们的情绪。

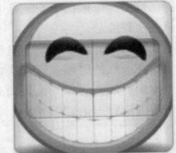

"笑"是由面部肌肉和皮肤的一系列变化所引起的，而面部肌肉属于骨骼肌，所以我们可以通过主观意志调节肌肉的变化，控制面部肌肉运动而产生不同的表情，从而改变心境。

平时我们在生活中可以对着镜子练习微笑，使自己的微笑自然而且大方得体。在练习中可以体会自己的心情变化，看看心情是不是放松了。但是在生活中，笑要注意场合，不符合场合的笑会让人觉得是无礼的表现。

图4-9 心理漫画

第四节　情绪教育

一、情绪的识别

前面提到的情绪分类有很多种，但是一般我们把情绪分为喜、怒、哀、惧四种，也就是快乐、愤怒、悲哀和恐惧。

（一）快乐

快乐是一种积极而且美好的感受，是人类的基本精神感受之一。在心理学的范畴内，快乐指的是愿望、追求的目标得到实现或者是紧张焦虑情绪得到解除后的情绪体验，是一种喜悦和满足的情绪。

（二）愤怒

愤怒是当愿望不能实现或为达到目的的行动受到挫折时，引起的一种紧张而不愉快的情绪。愤怒被看做一种原始的情绪，它在动物身上是与求生、争夺食物等行为相联系的，并且它是一种较为强烈的情绪体验。愤怒使人的紧张感增加，有时候令人难以自我控制，甚至会引发攻击行为。

（三）悲哀

悲哀指当人们失去了心爱的事物或者是自己的愿望破灭时，产生的一种消极的情绪体验。悲哀可以释放紧张，引发哭泣。悲哀的程度与引起悲哀情绪对象的重要性、价值等相联系。值得提醒的是，悲哀虽然是消极的情绪体验，但是不一定给个人带来消极的影响，有时候也会有积极的促进作用。

（四）恐惧

恐惧是指周围有不可预料或不可确定的因素而导致无所适从的强烈情绪反应，或者是企图摆脱、逃避某种事物或情景却无力应对的情绪体验。因此，恐惧不仅仅与外部因素有关，与个人的排解能力和应付手段也有很大的关系。另外，恐惧有很强的传染性，一个有恐惧情绪的人很容易引发周围他人的恐惧不安情绪。

我们在生活中不是单一地体验以上四种情绪的其中一种，而是在四种情绪的基础上组合出很多复合情绪和情感。例如，恐惧、内疚和愤怒结合起来的复合情绪，就是我们所说的焦虑情绪。我们要学会识别自己的情绪，认清自己的情绪，这是驾驭和正确表达情绪的第一步。

二、正确表达自己的情绪

情绪表达是指表现情绪的各种方式，其功能就是抒发内心的真实感受，使内心的负面能量得到释放。可是，因为我们在社会中生存，情绪就必须以不伤害别人、不伤害自己等符合社会规范的方式加以表达，否则即使抒发了原来的负面情绪，却又因为不符合社会规范遭受到他人的责备而产生新的负面情绪。相比前面提到的管理情绪，以恰当的方法正确地抒发自己的情绪更重要，它可以更好地促进身心健康。要做到正确表达自身的情绪，可以根据以下方法：

（1）明白产生喜、怒、哀、惧的原因，并且产生与之相应的情绪体验。

一般来说，我们在成绩进步、交到志同道合的朋友、获得表扬的时候，都会产生喜悦的情绪体验。而在与好朋友感情破裂、成绩退步、愿望落空的时候，我们会产生悲哀的情绪。在这些事情中，我们都明白是什么原因引发了这样的情绪，并且会产生相应的情绪，而不会在与好朋友感情破裂的时候产生喜悦的情绪，也不会在成绩进步的时候产生恐惧或者愤怒的情绪。

（2）情绪反应程度与情景刺激程度相一致。

当我们做到产生的情绪与原因相一致时，还要注意产生的情绪程度是否恰当，即刺激的强度是否与反应的程度相一致。如果遇到某些情况，我们日不思食、夜不能寐，这就说明情绪已经严重影响到我们正常的生活，那么就属于反应过于强烈；另外，我们熟知的范进因为中举欣喜过度最终疯了的故事，也说明了情绪反应过度会危害人们的身心健康。但是相对于反应过度，如果处在不能哭泣、怒不敢言等过于压抑的环境中，对人的身心健康也是一种伤害。

（3）情绪反应的作用时间有一定的范围。

情绪是由一定的客观环境与个人对外界事物的认识、评价共同作用产生的。所以，情绪也要随着环境的变化和个人对事物认识的不断深入而变化。如果环境的变化并没有引起情绪的相应变化，那么就是不恰当的情绪表现，这也是情绪的异常反应。例如，亲人去世、恋人分手等，可能会导致强烈的情绪反应，持续时间也会相应比较长。但是如果随着环境的变化以及时间的推移，情绪却没有相应的好转，依然沉浸在无休止的强烈情绪体验中，这是不利于身心的健康发展的。

因此，我们在掌握了调节情绪的方法后，更应该学习如何采用正确的方法表达自己的情绪，使内心的负面能量得到合理宣泄，成就健康的身心。

三、正确识别他人的情绪

（一）倾听声音，听懂内心

艾略特是一个非常成功的倾听艺术大师。美国的著名小说家亨利·詹姆士回忆说："艾略特的倾听并不是沉默，而是以活动的形式。他直挺挺地坐着，手放在膝盖上，似乎是用眼睛和耳朵一起听你说话。他专心地听着，并一边听一边用心地想你所说的话。最后，你会觉得，他已说了你要说的话。"

通过上述的事例，我们知道倾听是一种智慧，也是一种艺术。

"为什么我们只有一个嘴巴，却有两个耳朵呢？""因为这是让我们人类明白，倾听比说还要重要。"无论是噪音还是乐音，无论是喜悦的还是悲伤的声音，我们都无法把它们完全拒于耳外。但是如果你是一个足够聪明的人，应该学习如何听出别人的情绪，而不是逃避。

那么应该怎样才能快捷地听出别人的情绪，与别人达成有效的沟通呢？心理学家认为，最好能够用"同理心式的倾听"。

"同理心式的倾听"其实就是用心倾听别人的思维和心声，也就是设身处地地尝试以他人的眼光来看待世界，通过他眼里的世界体会他的内心世界，从而了解他人内心的想法。倾听的方法多种多样，但是只有这种方法才能够真真正正地渗入他人的内心。

值得注意的是，在倾听的过程中不能只是一味地默默倾听，那样会让对方觉得与你交流是单向和乏味的。应该在倾听的时候付出自己的感情，积极地帮助对方缓解此刻的消极情绪，而不是顺从或者同情对方。

如果我们希望自己能够做到识别他人的情绪，那么首先要学会倾听。因为通过倾听，可以让你明白他人内心的想法和此刻的情绪体验，同时倾听也可以让你变得更有智慧。

（二）关注眼神，洞察情绪

俗话说："眼睛是心灵的窗户。"我们在生活中想要识别他人的情绪，与其察言观色，还不如注视他人的眼睛。眼睛是人的视觉器官，但是眼睛除了承担视觉这一任务外，还可以表达我们的丰富情感。清澈明亮的眼睛，说明心灵的纯净透明；迷茫疑惑的眼睛，说明心灵的茫然无助和缺乏方向；伤心流泪的眼睛，说明心灵的痛苦悲伤。

另外，我们的思维情绪与瞳孔的大小有关。当令人厌恶的刺激出现时，瞳孔会自动收缩；而令人欣喜的刺激出现时，瞳孔会放大；当令人惊恐或者兴奋的刺激出现时，瞳孔会比平时放大 3 倍。因此通过瞳孔的变化，我们可以觉察到他人情绪的变化。

除了瞳孔外，眼球的转动也可以表明他人正在进行的思维活动。当你发现交谈的对方眼球转动比较少时，说明对方是比较诚恳的；当你发现交谈的对方的目光闪烁而且总是游移，说明对方是心中藏有打算的。

人的精神状态可以通过眼皮的张合程度体现。耷拉着眼皮是沮丧懊恼的表现，与人交谈时双目半闭是傲慢无礼的表现。

在这么多用眼睛表达情绪的渠道中，眼神是最能表达内心想法的。如果对方面带微笑而且眼神是恬静的，那么表示对方对事情很满意或者心情很好；如果对方的眼神是专注而凝定的，那么表示他很赞同你的看法；如果对方眼神沉静，显得很稳重，那么表示他是胸有成竹；如果对方眼神呆滞，东张西望，那么表明他并没有专心听你讲话；如果对方眼神比较阴沉，那么说明对方是一个比较凶狠的人；如果对方眼神下垂，保持沉默，那么说明他心中充满了忧伤；如果对方眼神上扬，说明他对你所说的话不屑一顾。

总而言之，人的内心可以通过眼神表达出来，有时候一个眼神胜过千言万语。所以，学会关注别人的眼神，可以更好、更准确地洞察别人的情绪。

（三）观察表情，判断阴晴

如果你细心观察，你会看到一个人在高兴的时候，总是嘴角上扬，笑容满面；伤心的时候，就会眼角下拉，并且会流着眼泪。虽然人的心理活动是隐藏在内心深处的，但即使是不喜欢表露自己情绪的人，也还是可以从表情的细微变化中透露出他此刻的心情。

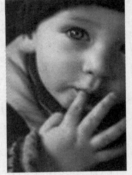

图4-10　心理漫画

眼部肌肉、颜面肌肉和口部肌肉的变化可以组合成各种不同的面部表情，从而表达不同的情绪状态。不同的器官组合可以变成不同的表情，而不同的表情又隐含着不同的情绪和感受，所以要想从表情看到一个人的内心，是不容易的事情。

从艾丽曼的研究中可以发现，人脸的不同部位对表达情绪有不同的作用：忧伤主要依靠眼睛表达，快乐主要依靠口部表达，惊奇主要依靠前额表达，愤怒主要依靠眼睛、嘴和前额表达。

一般而言，我们可以通过以下的表情识别内在的情绪：

面带微笑，嘴角向上和向外扬起，眯着眼睛——愉悦。

眼眉朝上，不断地眨眼——惊奇。

眼眉拱起，嘴向下撇，开始哭泣，并且伴有规律性的啜泣——悲伤。

眼睛向下看，低着头不肯抬起并且保持沉默——害羞。

嘴唇向上，并且伴有冷笑——轻蔑。

平时我们经常看到"敢怒而不敢言"的情况，指人们明明对某些事物或某些人已经厌恶至极，但是又迫于一些原因而不能把这种情绪表达出来，所以我们看到此刻人们的脸上是没有表情的。但是没有表情不代表没有情绪，恰恰相反，也许是内心正隐藏着强烈的情绪。遇到这样的人，应该多给予引导和关心，使他们可以恰当地以其他的方式表达出来，重新成为快乐的自己。

有的人也许会问："是不是表情是'笑'的，心情就一定是愉悦的？如果表情是'哭'的，心里就一定是哀伤的?"其实不然。我们经常看到电视中，一些人在失去一切之后仰天大笑，这其实是表达痛苦和无奈的情绪，并不是愉悦；也有一些人在找到自己的亲人后，激动地拥抱，然后流下眼泪，那其实是对极度愉快的表达，心里是激动而且喜悦的，并不是哀伤的。因此，这就要求我们学会灵活地看待他人的表情，把理论和实际结合起来，同时配合当时的情景分析，以实现识别他人情绪的目的。

通过观察表情了解他人情绪，是一条常用的途径。学会从关注他人表情中获得信息，是我们了解他人内心情绪的重要途径。

参考文献

［1］ 刘国雄，方富熹，杨小冬. 国外儿童情绪发展研究的新进展. 南京师范大学学报（社会科学版），2003（6）.

［2］ 安献丽，郑希耕. 惊恐障碍的认知偏向研究. 心理科学进展，2008（2）.

［3］ Barlow D. H. 心理障碍临床手册. 北京：中国轻工业出版社，2004.

［4］ 宫艳芬. 认知行为疗法治疗广泛性焦虑症的疗效观察. 中国健康心理学杂志，2007，15（2）.

［5］ 郭瑞增. 做最好的情绪调节师. 天津：天津科学技术出版社，2008.

［6］ 郭念锋. 心理咨询师. 北京：民族出版社，2005.

［7］ 郭小艳，王振宏. 积极情绪的概念、功能与意义. 心理科学进展，2007，15（5）.

［8］ 胡伟，胡蜂. 朋辈心理辅导模式在高校中的运用. 江西理工大学学报，2006（5）.

［9］ 金卫东，姚升. 精神免疫学. 北京：中国医药科技出版社，1997.

［10］ 李春波. 焦虑症的早期识别与治疗. 药物与临床，2009，30（8）.

［11］ 李垚，郑涌. 惊恐障碍的综合治疗特点. 中国临床康复，2006（22）.

［12］ 李广智. 焦虑障碍. 北京：中国医药科技出版社，2009.

［13］ 李进英. 人生成就的决胜关键：情绪智商［EQ］. 河北广播电视大学学报，2000，5（4）.

［14］ 李玮. 惊恐障碍的病因和发病机理研究. 国外医学·精神病学分册，1990（4）.

［15］ 李焰，郑建荣. 青少年焦虑研究的新进展. 健康心理学杂志，1999，7（2）.

［16］ 罗星光，江开达. PD 的分子遗传学研究进展. 国外医学·遗传学分册，1999，22（5）.

［17］安东尼，斯文森．羞涩与社交焦虑．王鹏飞译．重庆：重庆大学出版社，2010.

［18］毛春梅，张艳．一例中学生惊恐发作的咨询案例报告．中小学心理健康教育，2010（161）.

［19］孟月兰，李莹．认知治疗对广泛性焦虑症患者疗效分析．临床心身疾病杂志，2008，14（6）.

［20］苗伟，杨国华．《内经》中与惊恐障碍相关的理论研究．辽宁中医杂志，2011（2）.

［21］牧之．别让情绪左右你．北京：新世界出版社，1990.

［22］任旭．焦虑症的病因及治疗方法．健康促进与患者教育，2007（20）.

［23］闪应雪．认识领悟疗法在社交恐怖症和惊恐障碍的应用体会．河南省精神卫生学术研讨会资料汇编，2007.

［24］石萍．儿童心理咨询（一）儿童焦虑症．开卷有益（求医问药），2003（10）.

［25］施慎逊，吴彦．专家解答焦虑障碍．上海：上海科学技术文献出版社，2006.

［26］苏秀茹，卢淑兰，栗克清等．保定市广泛性焦虑障碍的流行病学调查．神经疾病与精神卫生，2008，8（5）.

［27］孙立华．儿童焦虑症的病因与治疗．求医问药，2006（12）.

［28］孙正海，李荐中，王文林等．广泛性焦虑症心理与药物治疗效果研究．中国健康心理学杂志，2010（3）.

［29］特里萨·弗朗西斯—张．不再焦虑．杨睿韬译．北京：中信出版社，2010.

［30］田代信维．焦虑与心理冲突．北京：人民卫生出版社，2008.

［31］田志宏．惊恐障碍的神经解剖学研究进展．临床精神医学杂志，1992（3）.

［32］田志宏．惊恐障碍的临床研究进展．国外医学·精神病学分册，2001（2）.

［33］万国斌．儿童心理行为及其发育障碍．中国实用儿科杂志，2003，18（1）.

［34］汪春运．惊恐障碍的治疗进展．国际精神病学杂志，2007（3）.

［35］王兰爽，刘森．团体心理辅导对师范院校大学生心理素质影响初探．教育科学，2006，22（2）.

［36］王欣，刘新民．惊恐障碍的病因及治疗进展．中国临床药理学与治疗学，2008（1）．

［37］王振，王牮，江开达．首发广泛性焦虑障碍临床特征分析．上海精神医学，2007，19（3）．

［38］吴东辉，胡赤怡，胡纪泽等．惊恐障碍患者的述情障碍．中国行为医学科学，2006（2）．

［39］肖融，吴薇莉，张伟．惊恐障碍的病因学特征．中国临床康复，2005（48）．

［40］许天红．焦虑障碍．北京：中国医药科技出版社，2006．

［41］杨海晨，胡纪泽．惊恐障碍的维持治疗．临床精神医学杂志，2003（1）．

［42］叶素贞，曾振华．情绪管理与心理健康．北京：北京大学出版社，2007．

［43］袁建勤，勒系琳．青少年焦虑心理及其干预机制．江西教育科研，2005（3）．

［44］袁勇贵，吴爱勤，张心保．焦虑和抑郁障碍共病的生物学研究进展．国外医学·精神病学分册，2000，27（3）．

［45］袁勇贵，张心保，吴爱勤．焦虑和抑郁三种理论模式的研究进展．中华精神科杂志，2001，34（1）．

［46］袁勇贵．抑郁症和焦虑症的神经生物学研究．中国临床康复，2002，6（17）．

［47］余琳．米氮平治疗广泛性焦虑症的开放性研究．中国实用医药，2006（2）．

［48］张鹤．和焦虑保持距离：情绪管理．北京：经济管理出版社，2004．

［49］张婕，王纯，张宁等．团体归因训练对抑郁症、焦虑症和强迫症的疗效．临床精神医学杂志，2010，20（6）．

［50］张璐璐，郑洪波．焦虑障碍．广州：暨南大学出版社，2008．

［51］张培琰．惊恐障碍的表现及治疗．中国处方药，2004（7）．

［52］张献共，郑少雄．惊恐障碍的心理学研究．汕头大学医学院学报，1998（1）．

［53］张心保．惊恐障碍的诊断与治疗．中华医学杂志，1999（12）．

［54］张亚林．神经症理论与实践．北京：人民卫生出版社，2000．

［55］郑日昌. 情绪管理压力应对. 北京：机械工业出版社，2008.

［56］十二地区精神疾病流行学调查协作组. 十二地区神经症流行学调查. 中华神经精神科杂志，1986（19）.

［57］Barlow D. H. Unraveling the Mysteries of Anxiety and Its Disorders from the Perspective of Emotion Theory. *American Psychologist*，2000，55（11）.

［58］Barlow D. H.，Brown，T. B.，Craske M. G. Definition of Panic Attacks and Panic Disorder in DSM－Ⅳ：Implications for Research. *Journal of Abnormal Psychology*，1994（103）.

［59］Beck A. T.，Emery G.，Greenberg R. L. *Anxiety Disorders and Phobias：A Cognitive Perspective.* MA：Basic Books，2005.

［60］Beck A. T. Cognitive Approaches to Stress. In：Lehrer C. and Woolfolk R. L.，eds. *Clinical Guide to Stress Management.* New York：Guilford Press，1984.

［61］Bradwejn J.，LeGrand J. M.，Koszycki D.，Bates J. H.，Bourin M. Effects of Cholecystokinin Tetrapeptide on Respiratory Function in Healthy Volunteers. *American Journal of Psychiatry*，1998（155）.

［62］Brown T. A.，Di Nardo P. A.，Lehman C. L.，Campbell L. A. *Anxiety Disorder Interview Schedule Lifetime Version：for DSM－Ⅳ，Client Interview Schedules.* Oxford：Oxford University Press，2001.

［63］Chen J.，Nakano Y.，Ietzuqu T.，et al. Group Cognitive Behavior Therapy for Japanese Patients with Social Anxiety Disorder：Preliminary Outcomes and Their Predictors. *BMC Psychiatry*，2007，10（7）.

［64］Clark C. R.，McFarlane A. C.，Weber，D. L.，et al. Enlarged Frontal P300 to Stimulus Changes in Panic Disorder. *Biological Psychiatry*，1996，39（10）.

［65］Craske M. G.，Barlow D. H. *Mastery of Your Anxiety and Panic：Therapist Guide（4th ed. ）.* New York：Oxford University Press，2006.

［66］American Psychatric Association. *Diagnosis and Statistcal Manual of Mental Disorder（4th ed. ）* Washington D C：APA，1994.

［67］Epstein S. The Nature of Anxiety with Emphasis upon Its Relationship to Expectancy. In：C. D. Spielberger（Ed. ）. *Anxiety：Current Trends in Theory and Research，Vol. Ⅱ.* New York：Academic Press，1972.

［68］Fricchione G. Generalized Anxiety Disorder. *The New England Journal of Medicine*，2004，351（7）.

［69］Grossman M.，Rowat K. M. Parental relationship，Coping Strategies，

Received Support, and Well-being in Adolescents of Separated or Divorced and Married Parents. *Research in Nursing and Health*, 1995, 18 (3).

[70] Hettema J. M., Neale M. C., Kendler K. S. A Review and Meta-analysis of the Genetic Epidemiology of Anxiety Disorders. *American Journal of Psychiatry*, 2001 (158).

[71] Kessler R. C., et al. Lifetime and 12-Month Prevalence of DSM – III – R Psychiatric Disorders in the United States: Results from the National Comorbidity Survey. *Archives of General Psychiatry*, 1994, 51 (1).

[72] Lazarus R. S. Averill J. R. Emotion and Cognition: with Special Reference to Anxiety. In: C. D. Spielberger (Ed.). *Anxiety: Current Trends in Theory and Research*. New York: Academic Press, 1972.

[73] Munjack D. J., et al. A Naturalistic Follow-up of Panic Patients after Short-term Pharmacologic Treatment. *Journal of Clinical Psychopharmacology*, 1993, 13 (2).

[74] Nutt D. J., Argyropoulos S., Hood S., Potocar J. Generalized Anxiety Disorder: A Comorbid Disease. *Eur Neuropsychopharmacol*, 2006, 16 (2).

[75] Olfson M., Weissman M. M., Leon A. C., et al. Suicidal Ideation in Primary Care. *JGen InternMed*, 1996 (11).

[76] Tancer M. E., Stein M. B., Black B., Uhde T. W. Blunted Growth Hormone Responses to Growth Hormone-releasing Factor and to Clonidine in Panic Disorder. *American Journal of Psychiatry*, 1993, 150 (2).

[77] Weissman M. M., et al. Cross-national Epidemiology of Major Depression and Bipolar Disorder. *JAMA*, 1996 (276).

[78] Weissman M. M., Roger, B., Gloris, C., et al. The Cross-national Epidemiology of Panic Disorder. *Arch Gen Psychiatry*, 1997, 54 (4).

[79] Wittchen H. U. Generalized Anxiety Disorder: Prevalence, Burden, and Cost to Society. *Depress Anxiety*, 2002, 16 (4).